SAÚDE É CONSCIÊNCIA
Medicina da Saúde x Medicina da Doença

RICARDO JOSÉ DE ALMEIDA LEME

Texto © Ricardo José de Almeida Leme

© Ciranda Cultural Editora e Distribuidora Ltda.
Alameda Rio Negro, 585 - Bloco B, 4º andar, cj. 42
Alphaville - 06454-000 - Barueri - SP - Brasil

Direção-geral: Donaldo Buchweitz e Clécia Aragão Buchweitz
Coordenação editorial: Jarbas C. Cerino
Assistente editorial: Elisângela da Silva
Preparação: Michele de Souza Lima
Revisão: Vanessa Romualdo Oliveira e Adriana de Sousa Lima
Capa e projeto gráfico: Mauricio Sacrini

1ª Edição em 2012
2ª Impressão em 2017
www.cirandacultural.com.br

Todos os direitos reservados. Nenhuma parte desta publicação pode ser reproduzida, arquivada em sistema de busca ou transmitida por qualquer meio, seja ele eletrônico, fotocópia, gravação ou outros, sem prévia autorização do detentor dos direitos, e não pode circular encadernada ou encapada de maneira distinta àquela em que foi publicada, ou sem que as mesmas condições sejam impostas aos compradores subsequentes.

Dados Internacionais de Catalogação na Publicação (CIP)
(Câmara Brasileira do Livro, SP, Brasil)

Leme, Ricardo José de Almeida
  Saúde é consciência : medicina da saúde x medicina da doença / Ricardo José de Almeida Leme. -- São Paulo : Ciranda Cultural, 2012.

  ISBN 978-85-380-3202-1

  1. Consciência 2. Doenças - Tratamento 3. Prática médica 4. Saúde - Promoção I. Título.

11-13045
CDD-610
NLM-WB 100

Índices para catálogo sistemático:
1. Medicina da saúde 610

SAÚDE É CONSCIÊNCIA

Medicina da Saúde x Medicina da Doença

RICARDO JOSÉ DE ALMEIDA LEME

*Agradeço e dedico estas ideias a você, leitor,
amigo desconhecido em busca de conhecimento.*

PREFÁCIO DESTA EDIÇÃO

Após a publicação de *Saúde é Consciência* e a prática pessoal decorrente do exercício dos conceitos contidos no livro, ficou evidente a confusão em que muitos ainda se encontram em relação à linha tênue entre saúde e doença. Compreendi melhor Machado de Assis na obra *O Alienista* e a vergonha do médico Simão Bacamarte ao se internar em sua própria instituição; comecei também a entender melhor Tchekhov em *Enfermaria Número Seis* e a angústia do Dr. Andriéi em suas conversas com Ivan.

A sociedade está de tal forma sistemicamente organizada em rotinas comportamentais, que o advento do novo se torna refém da leitura corrente dos valores. Valores que além de anestesiar a percepção ao novo, o leem sob a perspectiva limitada de seus referenciais caducos. Anestesia, alienação e limites são de fato instrumentos usados na sustentação e gestão de sistemas funcionais humanos do tipo piramidais, em que uma base enorme sustenta um topo ínfimo.

Interessemo-nos pela saúde como saúde e não ausência de doenças; como busca rumo ao amor e não como proteção por medo; saúde como interesse pela vida e não como uma forma de evitar a morte a qualquer custo; porque a vida é nascimento e morte, e aceitá-la requer coragem – e ter coragem significa agir com o coração.

A luz

Eu sou a luz que mora em você,
Aquela que se pode pegar
Ainda quando não se vê.

Você luz que mora em mim,
Ilumina-me e faz-me sentir assim,
Você.

Luz que seduz, calor que conduz,
Acolhe com carinho
E me faz sentir assim,
Passarinho.

Luz que é amor, acolhe, mas não encolhe,
Traz para o coração
E me faz sentir assim,
Passarão.

Luz que conduz, perfume da flor
Seja onde for faz lembrar
Quem sou e de onde vim, assim,
Passarim.

SUMÁRIO

A fábula da águia 11
Perguntaram ao Dalai Lama... 15

PRÓLOGO 17

PARTE 1
Saúde é consciência 25
Educação para saúde 37
Fé e saúde – duas palavras para um mesmo conceito 65
Fé e religião – campo de confusão 73
Fé e medicina da saúde 79
Fé – um pouco mais 85
Makoto e fé no processo da cura 99

PARTE 2
Artigos 103
Saúde – estou fazendo a minha parte? 107
Nutrição física e emocional 119
Nutrição mental 127

Normal x Natural..137
A célula e você..145
Ser humano x Ter humano....................................161
A morte como conselheira 167
Nem melhor, nem pior..181
A família forma ou deforma? 191
Pintando o invisível com o silêncio...................201
Ócio, consciência e saúde.....................................215
Passado, presente e futuro –
Quem são seus heróis? 233
Culpa x Responsabilidade.....................................247
Amor à vida x Amor à morte 261
Qual é o sentido da vida? 279
A natureza das coincidências............................. 297
O útil e o fútil...311
Lei x Justiça 325
Plano de saúde x Plano de doença 339
Palavras finais... 349

A FÁBULA DA ÁGUIA

Era uma vez certo homem que, ao caminhar pela floresta, encontrou uma pequena águia. Levou-a para casa, colocou-a em seu galinheiro, onde ela logo aprendeu a alimentar-se como as galinhas e a comportar-se como elas.

Um dia, um naturalista que ia passando por ali lhe perguntou por que uma águia, a rainha de todos os pássaros, deveria ser condenada a viver no galinheiro com as galinhas.

– Depois que eu lhe dei comida de galinha e a eduquei para ser uma galinha, ela nunca aprendeu a voar – replicou o dono. – Comporta-se como galinha, não é mais uma águia.

– Mas – insistiu o naturalista – ela tem coração de águia e certamente poderá aprender a voar.

Depois de falar muito sobre o assunto, os dois homens concordaram em descobrir se isso era possível. Cuidadosamente, o cientista pegou a águia nos braços e disse-lhe:

– Tu pertences aos céus, e não à terra. Bate bem as asas e voa.

A águia, entretanto, estava confusa; não sabia quem era, e, ao ver as galinhas comendo, pulou para ir juntar-se a elas.

Inconformado, no dia seguinte o naturalista levou a águia para o alto do telhado da casa e insistiu novamente, dizendo:

– Tu és uma águia. Bate bem as asas e voa.

Mas a águia tinha medo de seu eu desconhecido e do mundo que ignorava, e voltou novamente para a comida das galinhas.

No terceiro dia, o naturalista levantou-se bem cedo, tirou a águia do galinheiro e levou-a para uma alta montanha. Lá, segurou a rainha dos pássaros bem no alto e encorajou-a de novo, dizendo:

– Tu pertences ao céu e à terra. Bate bem as asas agora e voa.

A águia olhou em torno, mirou o galinheiro e o céu. Ainda não voou desta vez. Então, o cientista levantou-a na direção do sol, a águia começou a tremer e lentamente abriu as asas. Finalmente, com um grito de triunfo, levantou voo rumo ao infinito.

Pode ser que a águia ainda se lembre das galinhas com saudade; pode ser que ocasionalmente ainda volte a visitar o galinheiro. Mas até onde foi possível saber, nunca mais voltou a viver como galinha. Ela era uma águia, embora tivesse sido mantida e domesticada como galinha.

Perguntaram ao Dalai Lama...

– O que mais te surpreende na humanidade?

E ele respondeu:

– Os homens... Porque perdem a saúde para juntar dinheiro, depois perdem dinheiro para recuperar a saúde. E por pensarem ansiosamente no futuro, esquecem do presente de tal forma que acabam por não viver nem o presente nem o futuro. E vivem como se nunca fossem morrer... e morrem como se nunca tivessem vivido.

PRÓLOGO

Esta obra oferece uma visão sobre a possibilidade da prática médica baseada especificamente na saúde. A ideia consiste em mostrar que saúde e consciência são conceitos intimamente ligados. Nesse sentido, cada ser consciente, na mesma medida em que é saudável, é promotor de saúde e médico em potencial. Uma sociedade saudável, mais que de médicos e hospitais, necessita de pessoas saudáveis, parques, cinemas, teatros e bibliotecas.

As questões apresentadas neste livro dizem respeito a circunstâncias que interferem no bem-estar pessoal em todos os níveis do ser, ou seja, nas esferas biológica, psicológica, social e espiritual. As referências bibliográficas consultadas são preciosidades e merecem ser visitadas, assim como os sites indicados, com vídeos e textos que complementam os temas discutidos no decorrer do livro.

A saúde é um ponto de convergência de todas as áreas da vida, fato que encoraja um olhar na direção de conceitos mais amplos, como saúde econômica, saúde e educação, saúde e espiritualidade, entre outros. Assim, a formação médica técnica é o primeiro degrau, mais que uma finalidade, no sentido do médico como promotor de saúde ser a próxima meta a ser alcançada. A afirmação do pensador Ivan Illich, "*A medicina moderna é a negação da saúde. Ela não está organizada para servir à saúde humana, mas apenas a ela mesma, enquanto instituição. Ela torna mais pessoas doentes do que cura*"[1], é sinal de que se faz importante um momento de parada e reflexão sobre nossos objetivos.

Moral, ética e mística (não misticismo), nessa concepção salutogênica, são "medicamentos" intimamente relacionados com a prática amorosa do promotor de saúde. Moral enquanto expressão do amor próprio, a partir da qual se desen-

---

[1] ILLICH, Ivan. *Medical nemesis – J Epidemiol Community Health*, 2003, 57:919-922. Disponível em: <jech.bmj.com/cgi/content/full/57/12/919>
ILLICH, Ivan. *Pathogenesis, immunity, and the quality of public health*, Qualitative Health Research, Vol. 5, Issue 1, Feb. 1995, p. 7 e 8.

volve a autoestima; ética como representante do amor ao próximo que favorece o desenvolvimento social; e, finalmente, a mística como expressão do amor à vida, ao seu mistério ou a Deus, enquanto potência significante. A medicina em si como proposta de cura é insuficiente enquanto técnica senão quando praticada sob forma de troca amorosa em todos os níveis. Sem amor o aprendizado é doloroso.

O livro propõe um olhar sobre temas de áreas como educação, economia, arte, ciência, espiritualidade e fé na prática médica e sobre como podem ser abordadas no processo de promoção e manutenção da saúde. Acrescente-se a isso convites à autorreflexão sobre escolhas e condição atual de autoconsciência.

Quando se escreve, surge uma "atmosfera" desconhecida ao leitor. Essa atmosfera inspirada por uma poesia, preenchida de cores, silêncio relativo ou de sons audíveis, cria um tecido de fundo que se relaciona intimamente às ideias e à forma como elas se encadeiam. Alguns títulos musicais citados abaixo dos títulos principais dos capítulos visam colocar o leitor em ressonância com o ambiente interior do espaço não racionalizável do universo das ideias. Prosa é razão e poesia coração.

A música e as artes têm a qualidade de se manifestarem e acontecerem no tempo e, ao contrário daquilo que está escrito que se define instantaneamente no texto grafado, portam a mágica de não poderem ser compreendidas em sua efemeridade. Para que a música aconteça, precisa desaparecer a todo o momento, a fim do novo som ocupar o espaço deixado pelo anterior. O poeta alemão Michael Ende aprofunda essa ideia de forma brilhante no livro *A História Sem Fim*[2], no episódio das três portas mágicas, atrás da terceira porta. Algumas explicações não são possíveis, o que não impede a vivência de novas experiências que permitam perceber como arte e prosa podem se relacionar com mais profundidade.

De maneira geral, as obras de conteúdo analítico buscam dissecar, decompor, separar para

---

2 ENDE, Michael. *A história sem fim*. 8. ed. São Paulo: Martins Fontes, 2000, Cap. 6.

explicar, levando o leitor a aprofundar-se em situações específicas por vezes impraticáveis ou de difícil incorporação ao cotidiano. A presente obra busca apresentar uma visão sintética sobre os temas abordados. Sempre que alguma análise se faz necessária, a síntese se segue como proposta de oferecer um sentido mais global sobre um determinado assunto. Olhando sob essa perspectiva mais ampla, cada um poderá ver-se sob o foco privilegiado que o afastamento permite na medida em que o todo possa ser vislumbrado de forma mais clara.

Toda ciência é desejável, desde que esteja acompanhada da arte e da espiritualidade, sem as quais se transforma em defi*ciência* ou ciência sem consciência. Isso é especialmente verdade no que diz respeito à área da saúde que lida com o lado mais humano dos seres.

O termo paciente utilizado na prática médica com ênfase na doença é substituído por agente na medicina da saúde, pois todas as dinâmicas referentes ao estado saudável requerem uma atitude ativa e participativa. Ser paciente é ser passivo, como uma vítima acometida pela culpa que paralisa, já o agente é ativo e, além de se responsabilizar por suas atitudes, busca melhorar. As dinâmicas de saúde são altamente dependentes da participação dos envolvidos e requerem uma abertura pessoal quanto à mudança de hábitos não saudáveis, que vão desde a alimentação até o encontro do significado existencial pessoal. Não será discutido aqui o fato de algumas instituições advogarem recentemente o termo cliente, expondo assim um caráter tenebroso e mercantilista.

Os hábitos se formam pela repetição de atitudes, sendo muitas vezes difícil observar como se consolidam. Um exemplo disso são os pensamentos negativos automáticos gerados nas pessoas pelo excesso de estímulos decorrentes de informações de baixa qualidade, como noticiários violentos, novelas e ficções que promovem o interesse pela vida alheia e que invariavelmente culminam no empobrecimento interior da vítima que assimila a programação em sua mente. De forma especial surpreendo-me sempre que converso com meu afilhado e descubro que o que ele aprende na escola é diametralmente oposto ao que assiste nos meios de comunicação de massa! É possível prever uma sociedade saudável em futuro próximo com base nas escolhas que fazemos hoje?

    Divirta-se e, por gentileza, corrija-me se em algum momento eu possa ter me equivocado...

Parte 1
SAÚDE É CONSCIÊNCIA

Hoje, a medicina é praticada tanto na perspectiva de enfocar o tratamento de doenças (patogênica), como na de enfocar a promoção de saúde (salutogênica)[3]. Como o tratamento das doenças implica, na maioria das vezes, a correção de algo que poderia ser evitado, a possibilidade do médico agir de forma a promover a saúde se mostra interessante e deve ser considerada prioritária.

Na tabela a seguir é possível visualizar algumas diferenças existentes entre a promoção da saúde e o tratamento de doenças.

---

[3] Entrevista em que o conceito de medicina da saúde é apresentado. Disponível em: <www.youtube.com/watch?v=4CW-kKwy-JQ&feature=mfu_in_order&list=UL>

SAÚDE É CONSCIÊNCIA – Medicina da Saúde x Medicina da Doença

Tipo de enfoque	Saúde	Doença
Tratamento	Foca mais a causa e menos a consequência	Foca mais a consequência e menos a causa
Custos	Baixos	Altos
Veículo	Consciência	Medicação
Interesse	Coletivo	Privado
Proposta	Curativa – trata a causa	Paliativa – enfoca o sintoma
Profissionais	Médico e outros profissionais	Médico
Plano de ação	Bio-psico-social--espiritual	Biopsíquico
Áreas envolvidas	Ciência/Arte/Espiritualidade (Tripé)	Ciência (Saci)
Nível de ação	Tradição + Convenção	Convenção
Modus operandi	Filósofos (sabem que não sabem)	Sofistas (supõem saber)
Predomínio ideológico	Holístico e sintético	Especializado e analítico
Interação	Interdisciplinar/Transdisciplinar	Multidisciplinar/Interdisciplinar
Gramática	Poesia e prosa	Prosa
Prática	Sacerdotal	Comercial
Aproximação	Humana	Técnica

Parte 1 - SAÚDE É CONSCIÊNCIA

A construção de hospitais demanda grandes investimentos, mas a manutenção é muito mais dispendiosa. Talvez seja por isso que se dê preferência a construir novos em vez de manter os atuais bem cuidados e equipados. Ocorre que mesmo um pensador mediano perceberá que tal situação não tem sustentação lógica no tempo e se assemelha ao ato de tampar a luz do sol com uma peneira. Assim, que fique clara a diferença óbvia, mas não simples, entre cortar gastos e evitar desperdícios. Evitar o desperdício e otimizar o funcionamento são ações aliadas e fatos consolidados nas instituições saudáveis voltadas à promoção da saúde. Vale mesmo perguntar se um processo de "des-hospitalização" não seria uma alternativa no momento atual.

Estruturas de promoção de consciência social que culminem em saúde de forma natural são altamente desejáveis. A TV é o candidato ideal para a promoção de saúde em todos os níveis! Hoje, entretanto, a melhor definição de TV é "Tira-Visão", e ainda que fosse "Tele-Visão" seu potencial estaria limitado à tela e à visão. Só uma TV enquanto "Trans-Visão", que permita um olhar honesto para as necessidades mais básicas da sociedade, pode vir em auxílio da saúde. Para que a saúde seja *facto* e não *fictio* é fundamental ter disposição para um profundo trabalho nas esferas da educação e da consciência humana[4].

O presente trabalho nasce da observação fenomenológica pessoal de aberração comum e disseminada nos meios de comunicação e de associações que se denominam planejadores de saúde. Instituições comercializam a ideia de saúde, mas enfocam o tratamento de doenças. Um plano de saúde deve promover a saúde! Se as doenças precisam ser tratadas, quem sabe planos de doença possam se encarregar delas!

Nem sempre a ideia de lutar contra a doença é correta. Saúde e doença são complementares e autoridades médicas, como Dahlke, aprofundam o significado de adoecer, chegando a reconhecer situações em que a própria doença adquire um

---

4   Saúde é Consciência – blog do doutor Ricardo José de Almeida Leme. Disponível em: <saudeconsciencia.blogspot.com>

status a ser compreendido e vivenciado não de forma combativa[5].

Enquanto para uma minoria a saúde é associada a colher exames de tempos em tempos e tomar remédios, para muitos o conceito se trata cada vez mais de adquirir consciência não apenas dos processos que acometem o corpo físico, mas do ser humano nos seus níveis mais profundos e que o aproximam do significado existencial mais pleno que possa ser vivenciado por cada um.

Qualquer um que leia uma coluna de jornal cujo tema seja saúde pode por si só concluir que invariavelmente encontrará mensagens que trazem em seu cerne a ideia da doença. Por que isso? Pode haver alguma intenção implícita nesse fato comum e aparentemente inocente? Quando falar saúde pense saúde, qualquer coisa diferente ficará, assim, cada vez mais evidente aos olhos atentos.

Hipócrates, responsável pelo juramento proferido pelos médicos recém-formados, ensina em

---

5   DAHLKE Rudiger; DETHLEFSEN, Thorwald. *A doença como caminho*. 16. ed. São Paulo: Editora Cultrix, 2010.

seus aforismos[6]: "Seja seu alimento o seu medicamento, e seja o seu medicamento o seu alimento". Essa forma de pensar constitui a base da medicina da saúde. Apesar de muitos associarem a ideia de alimento apenas àquilo que ingerem, acrescentemos aqui a importância de se expandir a ideia do que seja o alimento ao qual o mestre se refere. Assim, da mesma forma que somos seres bio-psico-sociais, os alimentos também se constituem dessas três classes. Fácil é compreender que um alimento biológico vencido pode levar a desarranjos na saúde, mas não tão evidente é perceber que a alimentação psíquica e os alimentos sociais também devem ser considerados no tecido de saúde das pessoas e da nação. Nesse sentido, o ponto sobre o qual toda nossa atenção deve ser direcionada recebe o nome de consciência.

Todo evento que determina alguma expansão na consciência das pessoas é de natureza promotora de saúde. Tomar decisões com clareza sobre riscos e possibilidades envolvidas é medi-

---

[6] HIPÓCRATES; MORAES, José Dias de (trad.). *Aforismos*. São Paulo: Martin Claret, 2003.

cação de primeira grandeza para o interessado em uma vida saudável. No momento atual, existe um grande abismo que cada um precisa por si mesmo aprender a saltar, e que consiste no desenvolvimento volitivo e intelectual para colocar ideias aprendidas (teoria) em movimento (prática). Esse fato, aparentemente trivial, aponta para o ponto fraco no qual se miram certas pessoas e instituições no sentido de lucros pessoais em detrimento do desenvolvimento social.

Uma forma de nos aproximarmos do conhecimento é perceber que existe um mundo ao nosso redor que nos é imediatamente acessível, seja pelos sentidos ou pelos recursos que a tecnologia atual nos permite criar. Essa primeira esfera do conhecimento é designada campo da ciência. No entanto, um pensador de nível médio já consegue perceber que a porção do mundo que a ciência nos permite acessar deixa a desejar. Mesmo nos casos em que a ciência "explica", muitas vezes tratam-se de explicações em forma de teorias que mudam a todo tempo e permitem apenas uma falsa segurança temporal de sabermos o que está acontecendo numa perspectiva macro ou microcósmica.

Claro que isso não torna a ciência inútil, pelo contrário, ela é fundamental como linguagem universal comum para a raça humana. Por outro lado, perceber suas limitações nos obriga a olhar para outro campo no qual se possa incluir tudo aquilo que não se sabe, tudo aquilo que é mistério e finalmente todas aquelas possibilidades das quais a natureza pode estar "grávida". Podemos, assim, nomear esta região que engloba o mundo invisível aos sentidos e à ciência como o campo do mistério ou, para quem assim o deseje, o campo da espiritualidade.

Em condições normais, essas duas regiões são intocáveis entre si. Existe, entretanto, uma terceira região que constitui a interface entre as duas primeiras. Ela é preenchida pelo tecido ou campo da arte. O artista enquanto manifestação física, portanto, participante do mundo visível, realiza na obra de arte a expansão do olhar e da consciência, servindo como mediador entre realidades. Para compreender isso com mais clareza, basta estudar o desenvolvimento da cultura artística, literária e musical nas proximidades dos períodos históricos das grandes revoluções, guerras ou mesmo das grandes conquistas e descobertas da própria ciência. Podemos notar que muitos desses movimentos decorrem de um enfoque diferente no pensar, que pode advir de um avanço científico, e ocorrem também após um avanço consciencial prático, no qual Gandhi serve de referência.

Entretanto, aqui diferem as descobertas da ciência daquelas de outra natureza, visto que as primeiras podem ser enquadradas e repetidas, enquanto as outras apenas vivenciadas por cada um pessoalmente, sem qualquer garantia de resultado que a ciência possa atestar. Desse modo, para que as descobertas de outra natureza sejam vivenciadas, são necessários seres com uma consciência equivalente àquela geradora do movimento, sendo neste ponto que as realidades visível e invisível se diferenciam.

É absolutamente possível trabalhar com os conceitos de ciência e espiritualidade dentro de uma perspectiva crítica, sem fanatismo na forma de materialismo ou de uma espiritualidade cega[7]. Esse passo é importante, pois permite o afastamento necessário para um olhar puro e sem preconceito no sentido de expandir as possibilidades de uma vida saudável. Diagnosticar a situação atual é fundamental, e este livro é uma espécie de primeiros socorros (um tratamento) para a situação de adormecimento em que nos encontramos atualmente. Entretanto, a presente leitura será de pouca valia caso não seja vivenciada nos pontos que eventualmente causem alguma dúvida ou desconforto.

A teoria sem prática é como uma semente dentro de um saco plástico: para florescer, ela precisa morrer. Morrer não é acabar, mas transformar-se! No caso da semente, transformar-se é florescer. A prática é a teoria viva, é o processo de transformar-se no conhecimento aprendido.

---

[7] TIPLER, Frank J. *A física do cristianismo*. 1. ed. São Paulo: Pensamento-Cultrix, 2010.

É fundamental que sejamos frutos das teorias semeadas em nossa consciência e no corpo em que vivemos. Morrer, nesse sentido, é viver, e a semente que morre no plástico antes do plantio leva consigo um pouco de cada um de nós, habitantes do planeta Terra.

EDUCAÇÃO PARA SAÚDE

A questão existencial é tema inesgotável e caminho solitário, eventualmente solidário, de descobertas, em que nos encontramos com os mais diversos obstáculos, especialmente aqueles proporcionados pelas certezas dos que nos antecederam. Muito do que sabemos foi transmitido por quem já estava aqui quando chegamos. Nenhum problema até aqui. No entanto, é fácil evocar momentos da história da humanidade em que situações passadas são percebidas hoje como absurdas. As tentativas de estabelecer explicações consistentes e resistentes ao tempo constituem exceção e não regra em grande parte das vezes. A sensação de inconsistência dos dogmas antigos é tão grande quanto o impacto que o novo conhecimento origina (vide a história de Galileu, Giordano Bruno, Darwin e Wallace). Da mesma forma a resistência ao novo conhecimento é maior que a ameaça que recai sobre aqueles que se valem do dogma antigo para sustentar seus propósitos.

Educar é tarefa simples, bastando lembrar que a construção do conhecimento consiste na flexibilidade em admitir situações e possibilidades, que a despeito de serem plausíveis hoje, no passado foram motivo de condenação e no futuro poderão ser razão de risos. Em uma entrevista para o jornal *Folha de São Paulo*, Tião Rocha disse:

> A educação deve ser um projeto de vida, não de formação para o mercado. A lógica da vida não é ter um emprego. Será que é possível construir um processo de uma escola que incorpore valores dignos, que passe a perceber que a ciência precisa estar condicionada a esses valores, que a tecnologia precisa estar condicionada a esses valores, que elas não podem ser determinantes dos valores humanos?[8]

Desde o primeiro momento da vida escolar, um processo contínuo de comparação e avaliação por nota, comportamento ou mesmo pela aparência pessoal acontece. É justamente por esse pro-

---

8   Entrevista completa disponível em: <www1.folha.uol.com.br/folha/educacao/ult305u348104.shtml>

Parte 1 – EDUCAÇÃO PARA SAÚDE

cesso de nivelamento, em que a criança é condicionada a uma determinada forma de ser, na dependência do modelo pedagógico usado, que se determina, ainda que subliminarmente, um modelo ou ideal de vida, que refletirá no comportamento social do indivíduo. Para Tião Rocha, uma criança que diz querer ser alguém na vida já foi pessimamente educada, visto já achar não ser ninguém e, portanto, sem autoestima. Ele não é ele, vai ser, é sempre um projeto adiado.

A educação tem importância fundamental em todos os aspectos, principalmente na construção de uma teia de relacionamentos harmoniosos dentro da perspectiva de sociedade saudável. As relações hoje, fortemente influenciadas por aparências, restringem o conceito de quem seja o próximo. É fácil perceber o próximo na pessoa com quem me identifico e que considero por algum motivo, e difícil, senão impossível, percebê-lo naqueles que não se encaixam nos meus padrões. Quem é o meu próximo?

Um grande desenvolvimento da humanidade será alcançado assim que os governos deixarem de se preocupar em construir mais escolas e hospitais e passarem a se interessar em "construir" pessoas. Construir pessoas é um processo mais trabalhoso, entretanto, mais lucrativo para a sociedade. O caminho da educação e da saúde é o mesmo daquele do bom, belo e verdadeiro, é biofílico. A construção de pessoas acontece a partir do exemplo pessoal daqueles que têm em sua mão o bastão do poder. Uma sociedade inspirada em instituições de credibilidade naturalmente se educa para uma transformação constante, autossustentada, inspirada antes na cooperação que na competição. Se há doença hoje, ela se inspira na incompatibilidade entre as promessas do candidato aos poderes públicos e as atitudes dele após assumir um posto de representante dos interesses da comunidade de uma nação.

> A honestidade foi e será sempre a arma decididamente mais forte para todas as lutas da humanidade que vive e progride.
> (E. Fermi – Nobel de Física em 1938)

Professores e educadores são categorias diferentes e enquanto os primeiros ensinam, os outros ensinam e aprendem. É fundamental, então, que o professor esteja disposto a se transformar e aprender, concomitante ao processo de ensinar. Quando o professor aprende a aprender, ele também se capacita a ensinar a aprender[9]. Nessa mesma direção, o tempo o capacitará para o patamar supremo do ensinar a ensinar, quando a inteligência já tenha se transmutado em sabedoria. Educadores distinguem entre educação e escolarização e alertam sobre as consequências decorrentes de cada uma delas. Escolarizar diz respeito a despejar um conteúdo específico de informações escolhido como relevante por um grupo de pessoas, das quais raramente se conhece os princípios, valores e intenções.

Esse fato embutido no conceito de currículo oculto diz respeito aos aspectos do ambiente escolar que contribuem de forma implícita para aprendizagens sociais relevantes. Um mesmo assunto ensinado por pessoas de diferentes ideologias pode se transformar em coisas bem dife-

---

[9] PIMENTA, Selma Garrido. *Formação de professores: identidade e saberes da docência*. In: PIMENTA (org.) *Saberes pedagógicos e atividade docente*. 3. ed. São Paulo: Cortez, 1999, p.15-34.

rentes entre si. De uma perspectiva funcional, o currículo oculto ensina noções tidas como universais e necessárias ao bom funcionamento das sociedades "avançadas", enquanto os críticos ao modelo sugerem que tal conteúdo serve bem aos propósitos de uma sociedade que aceita, convive e não questiona sua própria estrutura[10]. Muitas pessoas escolarizadas hoje respondem por crimes e pela criação de sistemas de impunidade cercados pela retórica de uma suposta legislação rigorosa e bem redigida. Se essas pessoas tivessem sido educadas em vez de escolarizadas, será que a situação seria a mesma?

Educação e poder estão intrinsecamente ligados e uma forma clara de entender essa dinâmica é mostrada por Noblit[11]. De acordo com o autor, o poder deve ser utilizado para elevar e não para negar o outro, deve promover relacionamento e construção além de beneficiar ambos os lados numa

---

10 SILVA, Tomaz Tadeu. *Quem escondeu o currículo oculto*. In: *Documentos de identidade: uma introdução às teorias do currículo*. 2. ed. Belo Horizonte: Editora Autêntica, 1999.
11 NOBLIT, G.W. *Poder e desvelo na sala de aula*. Revista da Faculdade de Educação, São Paulo. Vol. 21, n. 2, 1995, p. 119-137.

interação entre partes. A grosso modo, as nuances do poder podem ser escalonadas em três tipos:

1. Poder selvagem – em que a lei do mais forte dita as regras e oprime pela agressão e força física (a lei da selva);

2. Poder da astúcia – inteligência degenerada, em que a esperteza prepondera e o outro é dominado por um grupo forte ou por alguém que disponha de conhecimentos que os outros não possuem. Esse poder tem alcance limitado e visa defender interesses restritos que mantenham um dado *status quo*;

3. Poder moral – ligado à autoridade enquanto exemplo em si e como tal pronta a se transformar e a aprender dentro das próprias relações de poder novas que venham a se estabelecer. Exige atitude de honestidade e desapego, peculiares aos seres seguros de si e que buscam construir a sociedade com base na cooperação e na generosidade, evitando o egoísmo e a separatividade próprias da segunda forma de poder.

Somos movidos por dificuldades e perguntas que se transformam em desafios. Afinal, quem determinou o que é importante ou não para ser aprendido na escola? Por que a abordagem de uma instituição antroposófica é tão diversa de uma escola pública? O que se ensina na escola liberta o ser ou o aprisiona em sua existência? Até que ponto o conhecimento técnico é mais importante que uma educação mais humanística focada no desenvolvimento da essência do aluno? O sistema educacional de hoje objetiva o desenvolvimento do ser ou incita o ser a buscar e dirigir toda sua energia ao ter? O que ideias contemporâneas como a da desescolarização, proposta pelo filósofo e educador austríaco Ivan Illich, podem acrescentar ao modelo atual de aprendizado?

A formação técnica é indiscutivelmente necessária, mas se não estiver acompanhada da formação para a cidadania crítica, a participação social e a formação ética, a escola passa a ser agência transmissora de informação sem atribuição de significado humano existencial (o que isto acrescenta à minha vida?), significado este fundamental para a criação de ambientes sociais que permitam que a afetividade de cada um se manifeste, no sentido de propiciar atmosferas favoráveis de convivência com as diferenças e limites interpessoais. Isso guarda íntima relação com a prevenção de situações de absenteísmo, depressão e todo tipo de distúrbio do psiquismo, que culminam no aumento de consumo de antidepressivos comuns, passando pelas drogas socialmente permitidas (lícitas) até as drogas ilícitas. Se por um lado a tecnologização da sociedade é desejável, por outro pede atenção, uma vez que os meios de comunicação exercem domínio cada vez maior sobre o pensamento das crianças e jovens, alvos da sociedade de consumo. O resultado disso é a construção de um modelo de vida moral descartável, com concentração progressiva do egoísmo e do individualismo[12].

---

12   LIBÂNEO, J.C. *Adeus professor, adeus professora? Novas exigências educacionais e profissão docente.* 1. ed. São Paulo: Editora Cortez, 2001, p. 13-53.

... em minha família as crianças deviam ler apenas livros instrutivos e com algum fundamento científico.

(Italo Calvino)

Paulo Freire ensina que ninguém é, se proíbe que outros sejam. O homem é um ser de busca permanente, e mundo e homem são interdependentes para existirem. O sujeito da busca é o próprio homem que realiza e não deve, numa perspectiva humanista, privar o próximo de seu livre arbítrio para que a vida não seja patológica (doente), mas sim uma vida de amor e significado pleno.

... não posso esmagar meus filhos, considerá-los como coisas que levo para onde me pareça melhor. Meus filhos, como eu, são devenir. São, como eu, buscas. São inquietações de ser, tal como eu. Não posso, igualmente, coisificar meus alunos, coisificar o povo, manipulá-los em nome de nada. Por vezes, ou quase sempre, para justificar tais atos indiscutivelmente desrespeitosos da pessoa, busca-se disfarçar seus objetivos verdadeiros com explicações messiânicas. É necessário, dizem, salvar essas pobres massas cegas das influências malsãs. E, com essa salvação, o que pretendem os que assim atuam é salvar a si mesmos, negando ao povo o direito primordial de dizer a sua palavra[13].

(Paulo Freire)

O homem não é uma coisa em que, à semelhança de um banco, deposita-se conteúdos. Uma educação dessa natureza não pode servir senão à "domesticação" do homem. Enquanto para a concepção "bancária" o que importa é depositar informes, sem nenhuma preocupação com o despertar da reflexão crítica (ao contrário, evitando-a), para a concepção humanista o fundamental reside nesse despertar, que se deve cada vez mais explicitar.

Percebendo a semelhança do escolarizar com o processo de domesticação animal, alguns de nós criam estruturas de enriquecimento e domesticação humanas em que o diploma não mais representa selo de qualidade de formação, mas uma conquista comprada na esperança de se capacitar para entrar no zoológico da estrutura de consumo. Quem dita o que é importante para a educação muito provavelmente vai ditar os modelos de

---

13 FREIRE, Paulo. *A importância do ato de ler.* 23. ed. São Paulo: Cortez, 1989.

pensamento e consumo mais convenientes. Esse processo em uma escala global não é sustentável e fatalmente gera prejuízo para todos os setores da sociedade. Isso leva à desconfiança de que o sistema ou instituição seja um organismo único que recebe vários nomes, como cabeças da hidra mitológica. Por outro lado, o fato de muitas pessoas só conseguirem compreender o mundo moderno a partir da ideia de instituições (cabeças de hidra) pede cautela na forma de agir em relação a elas.

A consciência, lanterna companheira na atual dimensão de vida, deve ser sempre posicionada no ponto em que a luz possa ser aproveitada ao máximo. Iluminar é um ato de graça, pois a luz tem origem divina. Vivemos em um mundo de luz, chegamos e recebemos a luz como presente. Qual a sua sensação interior quando uma graça é guardada aos olhos dos que vêm depois? Mundos de luz são permeados pela dualidade em que a verdade não é ser maior ou menor, bom ou mal, ter mais ou menos, mas apenas ser, e na diferença de cada um, poder aprender que o todo pode ser maior que as partes.

A saúde é recurso fundamental para uma vida plena, sendo importante compreender esse conceito da forma mais ampla possível. Mais que um estado, ela se relaciona a uma forma ou atitude de vida. Em outras palavras, apesar de muitos acreditarem que são saudáveis, vivem de forma doentia e, consequentemente, queimando reservas importantes para momentos críticos e para um envelhecer saudável.

Manter a saúde implica estar em constante expansão de consciência e escolher, a cada momento e baseado no que já se sabe, atitudes coerentes. A ignorância guarda íntima relação com a doença e os que sabem têm a responsabilidade de informar e iluminar o caminho e a vida daqueles que ignoram. Para o indivíduo recuperar sua totalidade, precisa se libertar de necessidades absolutas e assumir possibilidades em que a razão e a lógica vigentes podem ser obstáculos, e não instrumentos para sua compreensão.

É inevitável, ao falar de ignorância, lembrar a definição de liberdade negativa e positiva de

Isaiah Berlin[14], visto que promover a ignorância ou ser negligente em relação à educação é uma forma de privar a liberdade do indivíduo. A liberdade negativa (intrínseca) diz respeito à independência de uma pessoa em relação aos outros (governos, instituições e outras pessoas) e a positiva (instrumental) diz respeito a tudo o que a pessoa seja capaz de fazer e ser. Se um indivíduo recebe educação precária, e devido a isso não tem os meios para se desenvolver profissionalmente, a liberdade positiva dele está comprometida. Por outro lado, sua liberdade negativa pode estar absolutamente preservada, no caso da impossibilidade de adquirir educação não ter sido consequência de um impedimento por interferência de outras pessoas. A visão instrumental da liberdade trata de um meio para atingir outra finalidade, mais que um valor em si apenas. A visão intrínseca da liberdade a vê como um valor em si, não pelo que ela nos permite fazer; não nega que a liberdade possa também ser instrumental-

---

14 BERLIN, Isaiah. *Two concepts of liberty*. Disponível em: <jmaggio.typepad.com/no_call_me_jay/files/two_concepts_of_liberty.pdf>

mente importante, mas rejeita a visão de que sua importância se deva apenas à sua função instrumental. Enfim, os cidadãos de uma nação podem acreditar ser livres quando na verdade não o são instrumentalmente, sendo isso especialmente notável nas áreas da educação e economia.

Teoria e prática são aspectos complementares de um mesmo processo, como a respiração, que consiste na inspiração e na expiração, sendo a prática o coroamento da teoria. A teoria sem prática é vazia. Aprender algo na teoria é como ser envolvido por algo novo que gera em seguida um movimento que "puxa" para fora e convida a expandir. Esse movimento de expansão é a prática, recheio da teoria. Vale lembrar que os homens, assim como os animais em geral, só absorvem e aprendem informações de que têm necessidade e ou que lhes seja inteligível.

Existem grupos ou "rebanhos" de pessoas que são reféns de um pensar comum e sua força não reside no modelo de pensamento (qualidade), mas na quantidade dos que pensam de forma semelhante.

Para o conhecimento ser assimilado é necessário ser exposto a ele, seguido de uma disposição para a prática pessoal. Prática responsável pela geração do espaço interior de alargamento, necessário para a transformação do ser. O limite para o aprendizado é definido pela própria capacidade da pessoa de se transformar. A disposição da pessoa para se transformar, "morrer" para o velho, diz respeito aos próprios apegos pessoais e inclusive à forma como encara a própria morte física. Daí a questão do rebanho e da ovelha perdida. O rebanho é uma situação momentânea necessária para que algumas vivências aconteçam, até que a ovelha, a pessoa, esteja disposta a se "perder". Se perder do rebanho, nunca de si próprio! Motivo pelo qual o pastor que a encontra a ama ainda mais que todas, conforme descrito na exortação 107 do Evangelho de Tomé[15]. A despeito da força que o "rebanho" exerce, esse dinamismo do aprender a morrer, ou do desaprender para reaprender, há que ser cultivado nestes dias. Sem isso não é possível progredir, restando

---

15   Bíblia N.T. Apócrifos. Tomé. *O Evangelho de Tomé: as sentenças ocultas de Jesus*. Rio de Janeiro: Imago Editora, 1993, p. 142.

voltar ao rebanho até a próxima chance. Caso contrário, a confiança no novo conduz a novos caminhos assim como à expansão consciencial comum ao buscador livre. Conforme Steiner:

> É preciso erradicar da alma todo medo e terror do que o futuro possa trazer ao homem.
>
> É preciso adquirir serenidade em todos os sentimentos e sensações a respeito do futuro.
>
> É preciso que olhemos para frente com absoluta equanimidade para com tudo que possa vir.
>
> Precisamos pensar somente que tudo o que vier nos será dado por uma direção mundial plena de sabedoria.
>
> Isto é parte do que temos de aprender nesta era, a saber: viver em pura confiança. Sem qualquer segurança na existência; confiança na ajuda sempre presente do mundo espiritual.
>
> Em verdade, nada terá valor se a coragem nos faltar.
>
> Disciplinemos nossa vontade e busquemos o despertar interior todas as manhãs e todas as noites.
>
> (Rudolf Steiner – Bremen 27.11.1910)

Desaprender 8 horas por dia ensina os princípios.

(Manoel de Barros)

Desenvolvendo minha atuação prática eu caracterizo meus saberes assim como meu saber fazer. Morin ensina que adquirir conhecimento não se reduz a informar-se e caracteriza um caminho[16]:

1. Adquirir a informação;
2. Trabalhar a informação, classificando, analisando e contextualizando-a;
3. Vinculação útil e colocação em prática do aprendido;
4. Reflexão consciente e produção do novo hábito.

Mas o que tudo isso tem a ver com a saúde? Tudo! Li recentemente em um jornal de ampla circulação dados sobre a dificuldade dos estudantes em interpretar textos. De fato, mais que interpretar textos, podem ser observadas aberrações nítidas no dia a dia a partir das quais se

---

16 MORIN, Edgar. *Os sete saberes necessários à educação do futuro*. 2. ed. São Paulo: Cortez, 2000.

conclui que nem frases pequenas são bem interpretadas. Existem produtos com recomendações explícitas do Ministério da Saúde quanto aos malefícios de seu uso e apesar disso grande parte da população parece não estar apta a interpretar esses pequenos alertas. Ora, mas se algo é sabidamente prejudicial à saúde, a quem interessa que continue sendo comercializado? Este é o exemplo máximo da condição precária em que estamos imersos socialmente. A solução óbvia é que ocorra uma integração entre os Ministérios, uma interdisciplinaridade que permita o diálogo de ajuda mútua. Afinal, se os Ministérios da Fazenda e da Economia se beneficiam de algo que prejudica os Ministérios da Saúde e da Educação, talvez para a sociedade como um todo este não seja um bom caminho. Um ministério multidisciplinar não faz mais sentido e a interdisciplinaridade deve ser o próximo passo antes de atingirmos a condição coerente da transdisciplinaridade. Instituições multidisciplinares não conversam entre si; as interdisciplinares já conversam apesar de ainda se perceberem superiores entre si e manterem um núcleo de pensamento autocentrado. Estruturas transdisciplinares não têm centro "egoico" que não o bem comum a todos os seres.

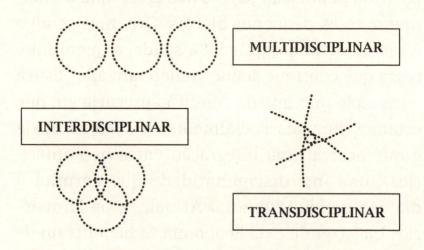

Além do aspecto biológico, a saúde se relaciona a aspectos psíquicos, sociais e espirituais. Sendo assim, um ser biologicamente saudável, pode não estar psiquicamente saudável e assim por diante. A falta de saúde nas esferas psico-social-espiritual pode ser mais grave que o próprio adoecer biológico, visto que à semelhança de uma epidemia na esfera biológica (por exemplo, cólera)

podem ocorrer "epidemias" psíquicas, sociais e espirituais, doenças do caráter e da alma.

> Semeie o pensamento e colherás uma ação.
> Semeie a ação e colherás o hábito.
> Semeie o hábito e colherás o caráter.
> Semeie o caráter e colherás o destino.
> Píndaro – fragmentos (400 a.c.) Talmud (500 d.C.)
> W. Makepeace Thackeray (1863)
> Samuel Smiles (1904)

Conforme a poesia convida, com sabedoria médica, caráter e destino guardam íntima relação, de tal forma que um caráter deformado pode eventualmente culminar em algum grau de deformação correspondente no destino. Cabe a cada um o processo de lapidação do caráter como forma de preservar a saúde. Acredito que se aproxima um tempo em que explicações sobre a "fisiopatologia da formação do caráter" surgirão para prevenir doenças e melhorar a qualidade dos destinos pessoais.

Penso que existem três instâncias a serem abordadas em um projeto político pedagógico sério, que vise à formação de cidadãos melhores e mais saudáveis:

1. Ajudar o aluno na proposta de se conhecer e se apropriar de forma consciente do conhecimento que ele já tem a respeito de um determinado assunto. O aluno deve se tornar consciente de suas qualidades, defeitos e limitações pessoais. Um terço da formação básica deveria enfocar a individualidade, criando assim um primeiro tecido de formação moral do aluno;

2. Ajudar o aluno e propor, associada ao conteúdo programático curricular, a aproximação com o outro. Essa aproximação visa reconhecer o espaço do outro promovendo trocas de experiências baseadas no autoconhecimento. Nesse sentido poderiam ser explorados contextos dos limites pessoais, limites do outro que está ao lado, assim como os limites das propostas escolares. Trabalhos em grupo devem ser estimulados nesse período buscando desenvolver o conceito prático de

cooperação. Note que a primeira fase é individual na mesma medida em que esta nova é grupal. Apesar do conhecimento se aperfeiçoar a partir do outro, é importante que alguma identidade pessoal esteja desenvolvida para a troca acontecer. Esse contraste é interessante para ajudar a pessoa a entrar em contato com as limitações e qualidades dos outros, além das suas próprias.

3. Nesse período em que a ideia do eu e do outro já estejam um pouco mais trabalhadas, resta a inserção dentro do contexto de vida, em seu aspecto cósmico e nas incertezas que a envolvem. Nessa fase a proposta é não ensinar nada que se associe a certezas. Pelo contrário, devem ser abordadas questões ligadas a dúvidas, incertezas e perguntas, de preferência aquelas sem respostas. A ideia é estimular a pessoa em formação a perceber o mundo como algo misterioso, em desenvolvimento e incompleto, no sentido de despertar o interesse pelo espaço em que possa

contribuir como cidadão do mundo. Nessa etapa a ênfase deve ser no aprendizado produtivo em contraposição ao aprendizado reprodutivo das outras duas fases. Tudo isso no sentido de despertar o interesse e o gênio de cada aluno como ser humano. É fundamental aqui que haja professores aptos a se desapegarem de suas certezas e dispostos a aprender a aprender com o aluno.

Um olhar observador percebe a ligação íntima que existe entre caráter e grau de consciência. Assim, a consciência das primeiras sociedades humanas, cujos hábitos e instintos buscavam a sobrevivência, é diferente da consciência de uma sociedade em que as pessoas busquem integrar sentimento e conhecimento como forma de harmonizar a vida. Vale refletir sobre a pergunta: qual será o destino de uma sociedade em que as pessoas se reconhecem pelo que têm (bens materiais, títulos sociais, beleza física) ao invés de se reconhecerem pelo que são (úteis para o planeta, coerentes, amorosas, saudáveis)?

Em uma análise sobre a forma como o sistema educacional avalia um aluno, Vasconcelos evidencia duas formas de relação de ensino-aprendizagem, baseadas na interação ou na preocupação[17]. Na relação de preocupação, o professor questiona: "Que nota ele merece?" e o aluno: "Quanto eu preciso tirar para passar?"; enquanto na relação de interação, o professor: "Quais as necessidades de meu aluno?" e o aluno: "Qual a relação disso com aquilo?". Você escolheria que tipo de relação de aprendizado se estivesse entrando hoje na universidade? O que se denomina fracasso escolar nem sempre é devido ao aluno que não consegue aprender o que alguém acha que deve ser ensinado, mas também a uma sociedade mal estruturada em programas de educação, estímulo midiático à mediocridade, além de autoridades que não conseguem ser bons exemplos para a grande massa. Se as referências de autoridades e pessoas que a mídia oferece não forem exemplos de educação e cultura, pouco pode ser feito

---

[17] VASCONCELLOS, Celso dos Santos. *Avaliação: concepção dialética e libertadora do processo de avaliação escolar*. 17. ed. São Paulo: Libertad, 2005, p. 35-62.

em grande escala, restando o trabalho de formiguinha que cada um de nós pode alcançar pelo esforço pessoal.

Quero crer que quando os alarmistas especulam sobre um "fim do mundo" próximo, isso diga respeito a uma forma de ser e seus hábitos e não propriamente ao fim da humanidade. Assim, sempre que escuto, fim do mundo, imagino a criação de um novo departamento governamental, quem sabe o ministério da boa vontade, no qual todos os que dele fizerem parte darão o melhor de si para minimizar as incoerências dos seres mais inconsequentes.

Clare Graves desenvolveu um modelo de compreensão sobre como a consciência da humanidade se aperfeiçoa, no qual estágios de desenvolvimento humano se desdobram em uma malha ou espiral dinâmica[18]. Neste sistema, os cinco primeiros níveis correspondem à consciência de primeira ordem. Cada um dos níveis de

---

18 GRAVES, C. *Spiral Dynamics*. Disponível em <www.spiraldynamics.org/aboutsd_overview.htm>
WILBER, K. *Uma teoria de tudo*. 1. ed. São Paulo: Pensamento-Cultrix, 2003.

primeira ordem acredita que sua visão de mundo é a mais correta e a melhor, reage negativamente se for contestado e violentamente com suas próprias armas toda vez que se sente ameaçado. Tudo muda com o pensamento de segunda ordem que, plenamente consciente dos estágios inferiores, valoriza o papel necessário que todos eles desempenham. Pensa em termos de toda espiral e não meramente em termos de qualquer um dos níveis. De acordo com o pesquisador, menos de 2% da humanidade participa do pensar de segunda ordem, estando apenas 0,1% no nível holístico. Cada onda de desenvolvimento representa uma diminuição do narcisismo e um aumento na consciência (capacidade de levar em conta outras perspectivas de modo mais amplo e profundo). Além da necessidade de uma estrutura orgânica (incluindo estrutura cerebral) que comporte essa reorganização, o cenário cultural também precisa estar pronto para apoiar, ou pelo menos não se opor drasticamente, a transformação. Por fim, os indivíduos têm de provar totalmente um determinado estágio e fartarem-se dele, para que possam ficar prontos para seguir adiante. Uma pessoa que ainda esteja faminta por um tipo de alimento proporcionado por um determinado estágio, não pensará em avançar ao estágio seguinte. Em todo evento, a pessoa tem que querer deixar o nível em que está ou morrer para ele, insurgindo-se contra as limitações ou contradições, ou simplesmente se cansando desse nível.

Querido, você está tentando preencher sua vida de fora para dentro, mas isso só pode ser feito de dentro para fora. (Anônimo)

FÉ E SAÚDE
– DUAS PALAVRAS PARA
UM MESMO CONCEITO

(*Má Vlast*, Smetana, 2º poema)

No Renascimento, o afastamento entre ciência e espiritualidade se evidencia, de forma que o academicismo passa a se desenvolver sobre bases técnicas e independentes dos valores simbólico-religiosos até então preponderantes. Isso ocorre com a transformação dos monastérios em universidades e sua consequente abertura para a sociedade laica, mais acentuadamente no século XVIII na França, onde o movimento iluminista tomou o poder da religião no controle da universidade.

Atualmente, ocorre um movimento de reaproximação da ciência com a espiritualidade, resultado da percepção da importância da reintegração dos diversos setores do conhecimento entre si. A expressão artística tem papel fundamental na criação dessa ponte entre áreas tão díspares. Assim, literatura, artes plásticas, música, artes visuais e dança auxiliam a capacitação interior pessoal na construção de um pensar em que a linguagem do mundo visível (ciência) possa alcançar a linguagem do mundo invisível (espiritualidade). Somos seres biológicos, psíquicos e sociais e a união entre essas três nuances deve ocorrer antes de passarmos para um novo nível de entendimento e percepção.

O neurobiólogo Flanegan busca esta síntese a partir da eudaimônica (do grego *eudaimonia*, florescer), uma abordagem experimental da natureza, causas e condições do florescer humano, que auxilia pensar nosso estar no mundo[19]. A partir da tensão natural e da interação entre a imagem manifesta e a imagem científica do homem no mundo, podemos acessar a subjetividade de cada ser a partir de sínteses[20]. Assim, três imagens intima-

---
19   FLANEGAN, Owen J. *The really hard problem – Meaning in a material world*. 1st ed. Cambridge: MIT press, 2007.
20   SELLARS, Wilfrid. *Philosophy and the scientific image of man*. Editado e retirado de *Science, Perception, & Reality* (1963). Disponível em: <www.abstractobjects.net/ip/images.pdf>

mente relacionadas são analiticamente descritas: a original, a manifesta e a científica. O caminho da imagem original, passando pela manifesta e chegando à científica, sofre uma despersonalização, pois não somos meros processadores de informações, temos experiências; subjetivo e objetivo não podem ser fundidos ou misturados.

A imagem original se baseia em questões não elaboradas ou teorizadas: quem somos nós? Como nós somos profundamente? Como estamos situados no cosmos? Ela se desenvolve se tornando mais complexa, o que é diferente de mais verdadeira, quando nos articulamos e nos localizamos no cosmos, auxiliada pelas artes, fábulas, poesia, música e práticas espirituais, tornando-se imagem manifesta (como as pessoas veem as coisas). Em algum ponto da imagem manifesta, o pensamento científico se acrescenta ao todo. O que a ciência tem a dizer do ser humano é legislado pelos defensores da imagem manifesta. Pode acontecer da imagem científica adquirir autonomia ou um alto grau de autoridade independente em relação à imagem manifesta, ocorrendo uma competição entre elas.

Buscando minimizar e integrar a tensão entre as imagens da ciência e da espiritualidade, Flanegan cria um espaço dialético saindo da dualidade para um sexteto que inclui arte, ciência, tecnologia, ética, política e espiritualidade, cada um deles endereçando um grande domínio da vida.

Sob uma perspectiva platônica, os seres humanos buscam o bom, o belo e o verdadeiro (tripé de sustentação da saúde). Esses conceitos se conectam aos seis espaços, criando objetos sociais abstratos como espaços de significado que contribuem para a constituição de nosso mundo (por exemplo: arte x ciência, espiritualidade x ética, política x tecnologia). Sair do conflito entre ciência e espiritualidade para um eixo tríplice acrescenta várias formas de encontrar e fazer sentido entre as coisas. Como muitas relações importantes são causais, e a ciência é especialmente boa para mostrar relações causais, ela é muito importante para compreender coisas. Mas há muitas outras formas de relações além das causais, por exemplo: aritméticas, geométricas, lógicas, estatísticas, estéticas, pessoais, semânticas, sintáticas, gramaticais, éticas e assim por diante. Na tentativa de compreender os fenômenos, o método científico faz deles coisas que eles não são ou não eram, limita-os. Uma obra de arte (musical ou plástica) não pode ser explicada cientificamente, mas em termos de sua manifestação física. A arte trabalha nossa imaginação com todos os truques da linguagem, com alegorias, metáforas, metonímias, com os quais a ciência pelo seu propósito não se importa muito. Um exemplo disso é o livro *As cidades invisíveis*, de Italo Calvino, que permite a aproximação de uma compreensão do mundo quântico a partir de pequenas histórias. Apesar delas não conterem em si o formalismo matemático para tal, a genialidade do autor faz possível a extração da essência daquele universo gramaticalmente construído[21].

Uma vida significativa requer harmonia, consistência e interpenetração dos espaços, e ao

---

21 CALVINO, Italo. *As cidades invisíveis*. 2. ed. São Paulo: Companhia das Letras, 2009.

invés de perguntar qual o significado da vida, talvez seja melhor questionar:

1. Como eu devo viver?
2. Quais formas de viver produzem preenchimento e significado?
3. Que atitudes e crenças em relação a estes assuntos, como meu lugar no universo, é sensato adotar?
4. Como posso compreender meu significado existencial dado que sou mortal?
5. Que tipo de plano eu poderia traçar para viver?

Um dos maiores desafios da modernidade é desenvolver o conhecimento sintético. A análise, fundamento da metodologia científica atual, apesar de útil muitas vezes, necessita ser complementada pela visão sintética, a fim de conduzir a percepções mais elevadas, conforme sugerido por Ubaldi[22].

---

22   UBALDI, Pietro. *Ascensões humanas – O problema social, biológico, místico*. Rio de Janeiro: Editora Fundação Pietro Ubaldi, Obras completas de Pietro Ubaldi, vol. 9, cap. 21.

Estas são ações opostas (síntese x análise) que no entanto podem completar-se seguidamente, de modo que a ciência moderna, de escopo prevalentemente prático e utilitário, pode casar-se com uma orientação geral que lhe falta e que não lhe pode advir senão de uma visão sintética, unitária, em que tudo se reduz à unidade, tudo está conexo, formando um todo compacto e não pulverizado nas infinitas veredas do particular.

Assim como é desejável o desenvolvimento de uma medicina que se baseie em evidências, é fundamental que o indivíduo seja visto como único em sua manifestação na carne, de modo que a medicina baseada no indivíduo seja vista de forma soberana frente àquela baseada em evidências. A compreensão incompleta a respeito do propósito e significado existenciais até o presente momento sugere que as condutas que não levem em conta esses aspectos devam ser apreciadas com cautela.

O homem moderno está ameaçado por um mundo criado por ele próprio com seus pontos máximos de tensão entre o entender e o crer[23].

---

23 ROHDEN, Huberto. *O sermão da montanha*. 1. ed. São Paulo: Martin Claret, 2003, p. 121.

Nesse universo, povoado por seres biófilos e necrófilos, na visão de Fromm[24], a ânsia pelo ter sobrepuja àquela do ser e, ao priorizar a produção, transformamo-nos em mercadorias. O homem é visto de forma quantitativa e o interesse é focado nas pessoas como objetos, em suas propriedades comuns, nas regras estatísticas do comportamento coletivo e não nos indivíduos vivos. Em alguns lugares homens são administrados como se fossem coisas e, de acordo com as leis das coisas, os gostos são manipulados de sorte que se consuma o máximo possível em direções previsíveis e lucrativas. A inteligência e o caráter tornam-se padronizados pelo papel crescente dos protocolos e testes que favorecem os medíocres sobre os originais e os audazes.

---

24 FROMM, Erich. *O coração do homem – Seu gênio para o bem e para o mal*. Rio de Janeiro: Zahar Editores, 1965, cap. 3.

FÉ E RELIGIÃO
– CAMPO DE CONFUSÃO

A palavra grega para designar fé (*hypostasis*) não significa necessariamente acreditar; significa mais compromisso pessoal, relacionamento pessoal ou fundamento pessoal. O conceito de fé guarda íntima proximidade com a ideia de coerência entre o compromisso assumido e a atitude tomada, estando relacionado à capacidade de transcendência de cada ser, pois quando nos comprometemos, transcendemos nossas limitações. A fé só pode viver e prosperar num ambiente de espontânea liberdade e desimpedida expansão. Na visão de Rohden a fé pode, por algum tempo, tolerar a enfermidade burocrática de uma igreja ou seita, mas se este estado continuar por muito tempo e se tornar crônico, a própria fé acabará por cair enferma e morrerá, por ter se identificado com interesses dogmáticos, políticos, sociais e financeiros da sua sociedade eclesiástica[25].

A verdadeira igreja não é como a árvore de natal, sem vida interna, embora com muitos enfeites externos – a verdadeira igreja é como planta viva que, da própria vitalidade intrínseca produz seus efeitos. Melhor a mais modesta das plantas vivas com vida própria do que a mais deslumbrante árvore enfeitada com lantejoulas fictícias, sem vida verdadeira.

(Huberto Rohden)

Uma forma interessante de compreender a fé é vê-la como um mediador, ou um espaço aberto a possibilidades e nesse sentido, interior a cada um de nós. A fé não deve ser vista apenas como ponte de ligação entre as realidades material e espiritual, mas também, e principalmente, como substância que permeia essas duas realidades. Não perceber os aspectos ponte (ligação entre matéria e espírito) e cimento (permeação entre matéria e espírito), que ocorrem de forma simultânea, pode ser limitante a uma compreensão aprofundada da realidade fe-

---

25 ROHDEN, Huberto. *Profanos e iniciados – Lampejos espirituais da jornada do homem a Deus.* 4. ed. São Paulo: Alvorada Editora e Livraria, 1990.

nomênica do ato de fé. Quando esses dois aspectos são considerados, os fenômenos que ocorrem na realidade horizontal (material) e vertical (espiritual) se unem, e dessa síntese podem surgir novos *insights*. Uma fé apenas no mundo horizontal, caso dos cientistas céticos que creem no mundo quantificável (ponderável), é parcial. Uma fé apenas no mundo vertical, caso dos religiosos radicais, é absolutamente idêntica à anterior, com foco agora no mundo do mistério (imponderável). O conceito de fé só pode ser pleno caso se esteja disposto a encarar a dúvida (horizonte vertical) e abrir mão das certezas (horizonte horizontal), o que por um lado não nega a ciência e por outro não afirma o espírito. Outra forma de dizer isso reside no aforismo repetido no mundo acadêmico: "ausência de evidência não significa evidência de ausência". Acrescente-se aqui o primeiro aforismo Hipocrático:

> A vida é breve, a arte é longa, a ocasião fugidia, a experiência enganosa, o julgamento difícil.

Do mesmo modo, religião significa religação. Existe uma religião essencial, sem nome, pessoal e relacionada com a capacidade interior de cada pessoa em praticá-la. Existe também uma tentativa de religião criada por instituições, que nada têm em comum com a primeira além do nome. Dar nome a um movimento pode ser ato antirreligioso, separa algo do todo e cria abertura para o sectarismo. Nesse sentido é importante olhar para as diferenças que existem, por exemplo, entre as ideias de Cristo e do cristianismo; de Moisés e do judaísmo; de Buda e do budismo; de Confúcio e do confucionismo; de Lao Tsé e do taoísmo; de Mohamed e do maometanismo, e quão divergentes podem ser os caminhos que cada polaridade conduz. Essência e aparência são facilmente confundíveis pela falta de tempo decorrente das exigências do mundo moderno. Assim, se existe pleno entendimento das ideias de Cristo, Moisés, Buda, Confúcio, Lao Tsé e Mohamed, isso nem sempre ocorre no que diz respeito aos que as institucionalizaram. Um exemplo em que isso pode ficar mais claro pode ser encontrado nos times de futebol. Cada um acha que seu time é melhor e sempre que ocorre uma disputa quer vencer, pois entende isso como uma vitória pessoal. De maneira menos consciente, pertencer a um grupo promove um tipo de segregação imperceptível, mas semelhante. O filme *Gandhi*[26] explica com muita propriedade esse assunto. No livro *Saúde e Espiritualidade*[27] essas nuances são bem mais detalhadas.

O exercício da fé ocorre no interior de cada ser humano e no presente momento não pode ser quantificado. Neste limite entre o visível e o invisível (entre o físico e o espiritual) as produções artísticas em todas as suas formas atuam em conjunto com as propostas médicas e terapêuticas. A condição de não saber, de permitir-se estar aberto para todas as possibilidades, é fundamental para o interessado em assuntos ainda envoltos em mistério e nos quais visões preconceituosas podem impedir o livre pensamento. Finalmente, é importante o autoquestionamento em relação aos motivos por trás da busca dos assuntos des-

---

26 *Ghandi*. 1982, drama, 188 min.
27 LEME, Ricardo José de Almeida. *Psiconeurobiologia da fé*. In: Mauro Ivan Salgado; Gilson Freire (Org.). *Saúde e Espiritualidade – Uma nova visão da medicina*. 1. ed. Belo Horizonte: Inede, 2008, Livro 1, p. 249-279.

sa natureza assim como sua compreensão. Se a motivação for o medo do desconhecido, uma tentativa de barganha com a ideia pessoal de Deus formada (querer ser bom para receber recompensas) ou carências pessoais decorrentes das mais diversas possibilidades de frustrações em outras áreas da vida, os resultados serão tais que o consultório de um especialista poderia ser menos danoso. Resta aquele grupo que se libertou das expectativas de qualquer natureza, para o qual o simples fato de caminhar e poder servir independente de resultados (ato puro) se tornou fonte de inspiração ao viver. Fonte que é também ponte para o novo e que sacia enquanto transforma.

FÉ E MEDICINA DA SAÚDE

Quando se estuda o papel da fé na prática médica na linha do tempo, nota-se que algumas tradições nunca a desvincularam do conhecimento científico (orientais), enquanto outras deslocaram os assuntos relativos à fé e ao mistério para a esfera dos sacerdotes e psiquiatras (ocidentais).

O sistema límbico constitui a interface entre o corpo físico e as realidades psíquica e espiritual nos seres humanos, sendo o deflagrador das experiências religiosas e o centro de mediação entre o sistema nervoso central (SNC), o sistema imunológico (SI) e o sistema endocrinológico (SE). O processo de interação entre ser humano e meio ambiente é indissociável da comparação constante entre as experiências vividas e a situação presente. Como a vinculação das experiências vividas requer uma consulta aos arquivos pessoais, que invariavelmente determina a ativação do sistema límbico, as estruturas que formam esse sistema constituem uma espécie de central de comando ou antena, a partir da qual sinais recebidos do meio exterior são processados e transformados em informação ou sinalização molecular.

Estudos sobre a fé analisam o mapeamento encefálico de áreas ativas durante a experiência religiosa[28], além da observação de relatos e experiências que muitos presenciam e preferem calar a arriscar conhecer o processo que as determina. A importância do desenvolvimento de pesquisas no campo da fé é máxima, uma vez que permite que as pessoas entrem em contato com realidades e possibilidades existenciais que ninguém mais pode fazer. A fé pode assumir diferentes nuances na dependência do ser que a vivencia e após ocorrer o alinhamento do homem nas dimensões física, emocional e mental se torna como um ve-

---

28 NEWBERG, A.; POURDEHNAD, M; ALAVI, A.; D'AQUILI, EG. *Cerebral blood flow during meditative prayer: preliminary findings and methodological issues.* Percept Mot Skills, 2003, Oct; 97(2): 625-30.
DAVIDSON, R.J.; KABAT-ZINN, J.; SCHUMACHER, J.; ROSENKRANZ, M.; MULLER, D., SANTORELLI, S.F., URBANOWSKI, F., HARRINGTON, A.; BONUS, K., SHERIDAN, J.F. *Alterations in brain and immune function produced by mindfulness meditation.* Psychosom Med. 2003 Jul-Aug; 65(4): 564-70.

ículo de transporte a dimensões mais sutis, pelo qual transformações, processos regenerativos ou mesmo milagres podem ser operados.

Os métodos científicos convencionais buscam fenômenos reprodutíveis e quantificáveis, muitas vezes a partir da decomposição do todo em partes para sua compreensão, numa tentativa reducionista de traduzir diferentes realidades a uma linguagem comum. Fenômenos neurobiológicos são observados na realidade física enquanto que questões relativas à fé, apesar de poderem se manifestar no plano físico, desdobram-se no tecido psíquico. Josias Pereira, embasado em Jung, Tillich e Heidegger, entende a fé como inseparável do ser humano, pois se constitui em atributo essencial da existência e, pela própria natureza, intimamente ligada à realidade psicológica do ser que crê, pois envolve sentimentos, emoções, vontades, desejos, atitudes e demais aspectos da personalidade[29]. A conciliação dessas diferentes realidades pede muita atenção, pois pode gerar

---

29   PEREIRA, Josias. *A fé como fenômeno psicológico*. 1. ed. São Paulo: Escrituras, Coleção Ensaios Transversais, 2003.

dificuldade interpretativa com possibilidade de equívocos de leitura de resultados. Vide o artigo sobre a associação da predisposição à espiritualidade a grupos de genes, dentre os quais aquele identificado pela sigla vmat2, realizado por um geneticista comportamental do Instituto Nacional do Câncer dos EUA e sua equipe[30].

As metodologias específicas e as condições controladas de laboratório acabam dificultando a transposição de resultados para sistemas abertos com seres humanos fora dos laboratórios. De qualquer modo, é cada vez mais claro que para uma compreensão efetiva é necessário um novo pensar, em que diferentes realidades possam estar ligadas, ainda que não seja possível identificar os elos de conexão. Recuperar a plena humanidade na experiência de reconexão ou religação com toda a teia da vida constitui a essência do conceito religião e do alicerce espiritual. Esta ideia permeia o meio científico desde meados da

---

30 ANGELO, Claudio. *Fé em Deus está nos genes, diz cientista americano.* Disponível em: <www1.folha.uol.com.br/folha/ciencia/ult306u14086.shtml>

década de 1930, quando se desenvolveu o conceito de pensamento sistêmico, que é a mudança da percepção de partes para a percepção do todo[31].

A cognição, fenômeno que opera por intrincada rede neuroquímica e integra atividades mentais, emocionais e biológicas, representa a porta de entrada consciente na realidade dos fenômenos em que a prática da fé esteja em questão. O conceito da imunologia cognitiva surge do fato dos anticorpos circulantes se ligarem a todos os tipos de células, caracterizando uma rede imunológica que, além de responder a desafios externos, se relaciona consigo mesmo e determina a identidade celular do corpo. Nesta rede psicossomática os sistemas nervoso, imunológico e endocrinológico constituem sistemas cognitivos em constante interação, "cérebros" em diálogo contínuo[32].

---

31 CAPRA, Fritjof. A teia da vida: uma nova compreensão científica dos sistemas vivos. 4. ed. São Paulo: Cultrix, 1999.
32 Idem.

FÉ – UM POUCO MAIS

A fé é oposto complementar da ciência, sendo ambas passos que antecedem a síntese do saber. Da certeza para a incerteza é o caminho pelo qual ela conduz, daí a dificuldade de aceitação pela ciência que pede certezas e busca um absoluto abarcável pela razão. Com o aperfeiçoamento do método científico e a incorporação de conceitos, como o princípio da incerteza de Heisenberg, abrem-se precedentes interessantes para um antigo diálogo de surdos... O assunto não permite um ataque frontal a partir de nenhum dos lados, com suas linguagens características, mas possibilita uma aproximação a partir de vivências e exemplos compartilhados[33].

A questão moral é de importância primordial na saúde física e constitui terreno raramente adentrado. Cada um tem um espaço interior que pode ser preenchido com experiências existen-

---

33   *Um breve olhar sobre a fé e a medicina.* Disponível em: <www.youtube.com/watch?v=nCpMivOMWE0>

ciais assim como com conhecimento. É importante o cultivo desse espaço no sentido de estar permissivo a aprender com a experiência alheia. Uma pessoa cheia de certezas e respostas não tem espaço receptivo ou se o tiver trata-se de espaço restrito. Idealmente, deve-se aproximar da verdade com reverência e sabendo que pode se tratar apenas de uma forma transitória como pode ser apresentada hoje e compreendida por cada um. Algo que seja verdade hoje pode ser visto de forma diversa amanhã. Nesse sentido, ter um espaço interior para receber as verdades de outras pessoas é condição *sine qua non* para o cientista, na mais pura acepção do termo. O cientista é aquele que tem dúvidas e perguntas, possuindo largo espaço interior para aprender e ser um transmissor do aprendido. Esse espaço em que insisto é o de saber ouvir, ou se permitir ouvir algo novo, ainda que possa soar estranho num primeiro momento. Nas palavras de Ubaldi: "Quando os mais elevados planos do espírito forem atingidos é que a oração se torna audição e a alma não fala mais, mas ouve e recebe".

No caminho do conhecer e do aprender é possível incorporar experiências de forma a compreendê-las (no sentido de trazer para dentro de si). Quando se compreende algo, isso fica incluso ou abrangido dentro do ser e passa a conter em sua natureza o fato compreendido. Mas como compreender, então, aquelas coisas cuja realidade dimensional é tal que não cabe na pessoa? Aqui existem duas direções: a primeira é a negação do fato, que pode ocorrer como defesa psíquica devido aos efeitos que a possibilidade pode causar na pessoa enquanto transformadora da forma como ela pensa seu mundo; ou também no caso de personalidades inflexíveis ou fechadas em si mesmas. A segunda diz respeito à disposição pessoal de quem recebe a informação em desfazer-se de sua forma de pensar o mundo e entregar-se a algo novo enquanto possibilidade, é um dissolver-se na ideia para posteriormente reconstruir-se. Trata-se de um processo de morte simbólica e exige que a pessoa saiba ouvir, além de ter algum grau de desapego e distanciamento de suas convicções pessoais. Muitas vezes é preciso se perder para se encontrar e é disso que se trata aqui, de um esquecer o que já se sabe para que o novo possa vir a ser a nova realidade, ainda que na forma de possibilidade. Esse esquecer é semelhante a um estado de dissolução pelo qual a pessoa passa e se segue de um novo estado de coagulação e reencontro consigo mesmo, mas já num outro patamar de consciência. Resumindo, no primeiro caso a pessoa se apodera do conhecimento (cosmos organiza o caos) para incorporá-lo, e no segundo caso, para atingir o conhecimento, a pessoa tem que se entregar e se incorporar a ele (cosmos se dissolve em caos), mesmo correndo o risco de temporariamente perder-se.

É importante que sejam lidos os trabalhos desenvolvidos por Viktor Frankl, Aaron Antonovski e Abraham Maslow, autores que trabalham de acordo com a perspectiva salutogênica e propõem a fundamentação e a busca de sentido na experiência vital como processo de significação existencial. Nesse sentido, a perspectiva da fé enquanto alinhamento interior com o propósito existencial funciona de forma muito próxima ao conceito de hipóstase ou de coerência acima descrito, ainda que em alguns casos se opte pela abordagem da personalidade em detrimento da essência no processo terapêutico do indivíduo[34].

Finalmente, existem algumas colocações e formas de aproximação da fé, enquanto realidade fenomênica, que não podem deixar de serem notadas. Nesse sentido, ainda que o sustentáculo científico para tais leituras, dentro da proposta de ciência convencional, seja precário, a autoridade moral de alguns personagens chama a atenção ao conteúdo de seus ensinamentos. As obras de Pietro Ubaldi, Huberto Rohden, Rudolf Steiner e Max Heindel oferecem assim vislumbres possíveis sobre como realidades metafísica e física podem se relacionar com base em visões e experiências pessoais.

Ubaldi comenta em sua obra sobre uma for-

---

[34] FRANKL, Viktor E. *Em busca de sentido – Um psicólogo no campo de concentração.* São Paulo: Editora Vozes, 1991.
MORAES, W.A. *Salutogênese e Auto-Cultivo, uma abordagem interdisciplinar: Sanidade, Educação e Qualidade de Vida.* 1. ed. Rio de Janeiro: Instituto Gaia, 2006.

ma de oração em que a alma não fala, mas ouve e recebe, e que isso é uma realidade experimental e objetiva, se bem que sobrenatural para quem não tenha os sentidos para percebê-la. Ele completa sua colocação dizendo que se a alma souber atingir este ponto, qualquer guia será para sempre supérfluo, e até mesmo um obstáculo. Conforme o autor propõe, na medida em que cada pessoa estiver disposta a trilhar esse caminho é necessário insistir sobre o que para ele trata-se da parte mais difícil a percorrer: a que prepara para a sintonização[35]. Aqui, sintonização parece se aproximar do conceito de sentido discutido acima, mas ao mesmo tempo sugere diversamente a possibilidade de que o sentido esteja fora do ser (realidade espiritual) e não necessariamente restrito à personalidade.

Rohden se aproxima de forma diversa da fé, contextualizando-a em relação às qualidades do inteligir e do saber.

---

35 UBALDI, Pietro. *Ascensões humanas – O problema social, biológico, místico*. Rio de Janeiro: Editora Fundação Pietro Ubaldi, Obras completas de Pietro Ubaldi, vol. 9, cap. 21.

Por que é tão difícil passar do inteligir para o crer, e do crer para o saber? Porque o inteligir ou entender mental é terreno batido, conhecido e firme – ao passo que o crer é terreno misterioso, incerto – e saber é um mundo totalmente ignoto para a maior parte dos homens, mesmo os crentes. Ora, a lei da conservação exige que pisemos terreno conhecido e garantido; do contrário, corremos o perigo de deixarmos de existir. Não sacrificar o certo pelo incerto – é imperativo categórico da biologia em todos os setores da vida.

Se não houvesse, nas profundezas da natureza humana, algo que nos garantisse a existência para além das fronteiras do inteligir, não deveria o homem cruzar essa perigosa fronteira mental.

Para o animal, até o inteligir, se dele fosse capaz, representaria um perigo, porque a ele só o sentir é que lhe dá segurança vital de existência. O inteligir seria, para o animal, uma espécie de suicídio – assim como o crer é um suicídio para o homem simplesmente inteligente – e o mais completo suicídio, ou egocídio, é a transição do crer para o saber. Quem quiser, a todo o transe, conservar essa sua vida de crente não pode entrar na vida do sapiente – assim como um feto humano que se recusasse a "morrer" para a vida intrauterina não poderia viver a sua vida própria fora das entranhas maternas.

O profano não é ainda concebido.
O crente é concebido, porém não nascido; apenas nascituro.
O sapiente é um nascido, um pleninato.

A fé, o crer, é uma ponte misteriosa entre um mundo conhecido e um mundo desconhecido; é uma visão longínqua da suprema e única Realidade; é a voz da nossa origem, o eco do Infinito dentro do nosso finito.

O heliotropismo da planta, que a leva a voltar-se sempre ao sol, mesmo quando este se acha oculto por detrás das nuvens, ou não emergiu ainda do horizonte, esse heliotropismo (como a própria palavra indica) é a voz do sol dentro da planta; pois a planta é filha do sol; ela é luz solar em estado potencial. O heliotropismo é o eco solar dentro da vida da planta, que anseia pelo sol porque veio do sol e vive do sol. Para a planta heliotrópica, o sol é, ao mesmo tempo, transcendente (atual) e imanente (potencial). A planta, por assim dizer, crê no sol, e por isso pode crescer, porque o seu crescimento é uma progressiva lucificação, um processo solar dentro da filha do sol.

Ora, sendo o homem essencialmente divino – embora a consciência da sua divindade se ache, por ora, em estado potencial de latência – pode a voz de Deus acordar nele o eco ou a reminiscência da sua origem divina. Quando o homem escuta em si essa voz de Deus, que é a voz do seu verdadeiro Eu, então ele crê, tem fé. E esse crer é o primeiro passo para o saber[36].

O autor aponta mais do que um fenômeno, a fé primeiro como um meio para o saber e prosseguindo mais a frente como um obstáculo ao saber! Trata-se, no entanto, de um saber diferente e maior que o entender, um saber que é ser pleno e que se associa à qualidade potencial de transformar-se ou aprender a morrer. A experiência pessoal é intransferível, mas pode servir de inspiração ao buscador e, eventualmente, ao cientista, na mais pura acepção do termo.

Trabalhos como *A ciência oculta* e *A fisiologia oculta* de Steiner na área da antroposofia, assim como a obra filosófica de Heindel[37] (20, 21, 22), levam-nos a repensar o viver e o mundo que nos

---

36 ROHDEN, Huberto. *O sermão da montanha*. 1. ed. São Paulo: Martin Claret, 2003, p. 121.
37 STEINER, Rudolf. *A ciência oculta*. 6. ed. São Paulo: Editora Antroposófica, 2006. STEINER, Rudolf. *A fisiologia oculta*. 4. ed. São Paulo: Editora Antroposófica, 2008. HEINDEL, Max. *Conceito Rosacruz do Cosmos*. 3. ed. São Paulo: Editora Fraternidade Rosacruz, 1993.

circunda. Os autores, baseados em metodologia que descrevem como ciência oculta, analisam o processo existencial de cada ser humano e a história que diz respeito a Cristo sob perspectiva e profundidade que convidam a refletir sobre o significado do viver e suas consequências para a sociedade moderna.

Finalmente, uma obra intrigante elaborada por um autor anônimo, *Meditações sobre os 22 arcanos maiores do Tarô*, auxilia na aproximação do significado da fé ao versar de forma profunda sobre o fenômeno vida, contextualizando-a com base numa leitura simbólico-descritiva das realidades que nos envolvem desde o "princípio"[38]. A aproximação filosófica, conceitual e prática a partir da observação daqueles que percorreram o caminho estreito é opção válida e requer humildade no caminhar.

É importante estarmos conscientes de que os métodos de análise e quantificação da ciência convencional ainda não permitem dissecar as estruturas bioquímicas, os fenômenos ou as ener-

---

38 ANÔNIMO. *Meditações sobre os 22 arcanos maiores do Tarô*. 5. ed. São Paulo: Editora Paulus, 2005.

gias que justifiquem a fé como mediadora do processo de manutenção ou recuperação da saúde. É necessário discernimento para lidar com esses conceitos, do mesmo modo que deixar de utilizar o fogo na pré-história por desconhecer a química da combustão seria sinônimo de extinção. Atravessar o caminho estreito entre o charlatanismo de um lado e a negação e os preconceitos de outro é o que resta, sendo fundamental a abertura para novas formas de perceber a realidade que constantemente se transforma e se aperfeiçoa. Cada pessoa interpreta o mundo de acordo com seu nível de consciência, sendo no momento impossível saber quem está mais alinhado com a verdade até que o senhor tempo resolva mostrar.

O materialista sustenta que os processos mentais subjetivos, produtos da consciência, são apenas epifenômenos do mundo físico e podem ser reduzidos à questão do cérebro material. No entanto, existem evidências de que nossas escolhas, enquanto produtos da consciência, interferem de forma decisiva na maneira como a realidade física se manifesta[39]. De fato, existem modelos de realidades espaço-tempo que apontam serem possíveis interações entre o passado e o presente, base para a compreensão dos efeitos da oração retroativa[40]. A teoria dos sistemas se baseia no conceito de sistemas em qualquer nível (físico, biológico, social, ecológico) estarem abertos à informação, energia e matéria em vários graus, podendo interagir com outros sistemas em graus variados, da mesma forma que a ressonância entre dois diapasões[41].

A expansão da consciência requer a desidentificação com determinadas formas de ser e pensar que não são elementares. O costume de

---

[39] DOSSEY, Larry. *Space Time & Medicine*. Boston, Massachussetts: Shambala Publications, 1982, p. 139-180.
[40] Idem.
OLSHANSKY, B.; DOSSEY, L. *Retroactive prayer: a preposterous hypothesis?* BMJ, 2003, Dec 20;327 (7429): 1465-8.
[41] SCHWARTZ, G.E.; RUSSEK, L.G. *Dynamical energy systems and modern physics: fostering the science and spirit of complementary and alternative medicine.* Altern Ther Health Med., 1997, May, 3(3): 46-56, Review.
TILLER, W.A. *A personal perspective on energies in future energy medicine.* J Altern Complement Med. 2004, Oct; 10(5): 867-77.
GARIAEV, P.P.; CHUDIN, V.I.; KOMISSAROV, G.G.; BEREZIN, A.A.; VASILEV, A.A. *Holographic associative memory of biological systems.* Proc SPIE, 1991, 1621: 280-291.

pensar o mundo como nos foi ensinado nas séries iniciais lentifica ainda mais esse processo. Um exemplo disso é a concepção teossomática que alinhada ao conceito de psicossomática sugere a possibilidade de evocar, a partir da prática da espiritualidade, o aumento na imunidade populacional, com consequentes menores taxas de morbidade e mortalidade além de melhores prognósticos e maior longevidade[42].

---

42   LEVIN, J.S. *From psychosomatic to theosomatic: the role of spirit in the next new paradigm*. Subtle Energies & Energy Medicine, 1998, 9(1): 1-25.
SHELDRAKE, R. *An experimental test of the hypothesis of formative causation*. Riv Biol. 1992, 85(3-4): 431-43.

MAKOTO E FÉ NO PROCESSO DA CURA

Uma importante consideração final deve ser feita em relação à ideia de *makoto*, vocábulo japonês que engloba as acepções de sinceridade, fidelidade, honestidade, constância, devoção, franqueza, pureza e autenticidade. Hiroike, o pai da Moralogia, acrescenta a esses termos a renúncia ao ego (*selflessness*), resultado de sua experiência pessoal na participação da cura de uma paciente de 37 anos paralisada havia três anos e meio[43].

> Confrontado com a impossibilidade da missão, me dei conta de que todo meu conhecimento acadêmico e coragem espiritual eram muito fracos para realizar a tarefa. Antes que eu percebesse estava pedindo pela ajuda de Deus. Antes deste episódio, eu sempre rezara a Deus pela minha própria felicidade. Quando me confrontei com a missão de ajudar a mulher doente, eu inconscientemente rezei

---

[43] *Chikuro Hiroike: Father of Moralogy*. Kashiwa: The Institute of Moralogy, 2005, p. 292-298.

à vontade de Deus sem absolutamente pensar em mim ou em minha vontade pessoal. (...) A essência da palavra makoto, ou sinceridade, é assimilar a benevolência de Deus... Após a cura daquela pessoa, subitamente, tudo se tornou vivo em meu interior e experienciei minha primeira reabilitação espiritual sendo salvo pela graça de Deus. (...) Eu também aprendi que meu poder de fazer as coisas é limitado pelo meu carma – as causas diretas e indiretas que herdei do passado – e me tornei consciente de que há limites para o que eu posso fazer. (...) A renúncia ao egoísmo e se tornar um com o espírito de benevolência de Deus são os princípios fundamentais na prática da moral suprema.

O que o autor descreve não se trata em si da aniquilação do ego, mas a sua liberação, uma mudança que, ao invés de destruí-lo, completa a sua identidade individual, uma vez que o coloca em relação com o infinito e com a ideia de Deus.

Conforme Simone Weil, é impossível que dois seres humanos sejam escrupulosamente um respeitando a distância que os separa, a menos que Deus esteja presente em cada um deles, como paralelas que se encontram no infinito[44]. Nesse sentido, o autor sugere que para que a cura de Deus possa ocorrer em seu grau mais profundo, o homem deve se esvaziar da forma mais plena possível de si mesmo (*makoto*), pois assim se torna instrumento para a benevolência divina agir. Não basta pedir a cura a Deus, mas esvaziar-se para que Deus a torne possível.

Em *makoto*, para se atingir algo é preciso entrega, dilatação, esvaziamento para receber, e não contração na forma de desejo, situação que fecha o ser para o estado receptivo. Em *makoto* eu "consigo com", no segundo caso eu "posso conseguir apesar de". Apesar de estranho, parece se tratar de duas formas pelas quais se pode alcançar algo, uma pegando (compreendendo) e outra entregando (desprendendo) para o cosmos, Deus, ou, se preferir, o mistério, e aguardando a resposta deste, quanto ao que pode caber a uma dada situação.

---

[44] WEIL, Simone; CRAUFURD, Emma (trad.). *Waiting for God*. Nova Iorque: Harper Collins Publishers, 2001.

Parte 2
ARTIGOS

Durante a produção deste livro, prestei cuidados como médico a uma pessoa que logo se tornou um amigo. Enquanto escrevia, compartilhei com ele alguns dos textos, que depois de lidos voltavam com ricos comentários. O diálogo que se estabeleceu com ele complementa de forma harmoniosa meu pensar, de modo que creio que vale compartilhar, entre um texto e outro, alguns fragmentos. Que surpresa foi saber que afora a diferença de 34 anos (1934 x 1968), nascemos no mesmo dia: 12 de junho!

Cada um dos textos se aproxima profunda e sutilmente da ideia de saúde, ainda que às vezes o assunto possa aparentar ser outro. Durante os últimos 25 anos, a prática médica, em cada conversa com o paciente, ensinou-me que foi justamente a desatenção a situações cotidianas e aos pequenos detalhes que muitas vezes culminaram no adoecer. Algo como um balde que em pouco tempo se enche quando colocado sob uma goteira. Concluí, até o presente momento, que saúde é o cultivo eterno da riqueza interior, que no encontro com o mundo de fora, transforma e se deixa transformar, assim como tudo o que está vivo, e não apenas existe.

A vida é uma passagem e a saúde apenas uma atitude responsável de receber em si essa dinâmica fluídica de forma leve, sem medo. O medo merece ser revisitado pela humanidade e mesmo ser redimensionado socialmente, especialmente nos meios de comunicação. O medo está na base do apego e da necessidade insana de segurança; uma segurança que não existe dentro da presente vida que é mistério, fluidez e imponderabilidade. Se há uma segurança necessária ela se chama responsabilidade. Responsabilidade de ativamente buscar coerência em cada atitude de viver, perdoar e, acima de tudo, evitar ao máximo o sentimento de culpa. Responsabilidade e culpa são opostos complementares que, quando mal trabalhados, podem prejudicar a saúde.

Faça o exercício de perceber quais palavras tocam mais o seu ser, e a partir daí reflita sobre como essa dinâmica se desenrola em sua vida. É comum que sejamos tocados ou nos interessemos por aquilo de que mais necessitamos. Isso vale especialmente para os terapeutas, pois cada paciente que os procura representa um pouco daquilo que o terapeuta precisa sanar em si próprio.

SAÚDE – ESTOU FAZENDO A MINHA PARTE?

(*Aquarela do Brasil* – Quarteto Brasilis – 1ª faixa)

Assim como a ciência, quando a medicina é praticada de forma plena, não lida com certezas, mas com campos de possibilidades. Deste modo, hoje conseguimos conhecer muito sobre as doenças, apesar do processo pelo qual as pessoas adoecem permanecer desconhecido em grande parte dos casos. O cientista pesquisador lida mais com dúvidas do que com certezas. Vivemos imersos em um mundo envolto pelo desconhecido e pelo misterioso e sabemos muito sobre pouco e pouco sobre o todo que nos circunda, apesar do desenvolvimento constante de novas tecnologias. A rigor, a atitude de certeza é anticientífica na medida em que prende o pesquisador a um modo de explicar a realidade preestabelecida, podendo ser um fator restritivo ao encontro de novos modelos de pensar a realidade.

Daí surge a necessidade da fé como fator diferencial na formação do cientista. A fé de que possa haver explicações alternativas aos modelos vigentes é o motor do pesquisador para direções ainda pouco exploradas. Por outro lado, o cientista que trabalha sobre concepções secularizadas e cristalizadas caminha também, porém numa direção de repetir modelos e fortalecer formas de pensamento que *a priori* assume como absolutas ou imutáveis. A dúvida é como uma gestante, que antes de dar à luz carrega todas as possibilidades, enquanto a certeza é como o nascimento, que se é maravilha por um lado, por outro representa a morte de todas as outras possibilidades que existiam durante a gestação.

Um exemplo recente deste pensamento pode ser encontrado nas palavras do prêmio Nobel de Química de 2011, Daniel Shechtman, que, desafiando o senso comum da maioria da comunidade científica, mostrou a existência de uma estrutura cristalina que "não deveria existir", os quasicristais. Mais genial que a descoberta em si foram suas palavras raras: "O bom cientista é humilde a ponto de estar disposto a considerar novidades inesperadas e violações de leis estabelecidas".

Os vícios comportamentais do cotidiano das pessoas ficam muito evidentes quando se vê a medicina sob as perspectivas da saúde e da doença. Atualmente, a formação médica ocidental favorece o aprender a tratar doenças, sendo menos cuidada a questão do preservar e do cultivar a saúde. A principal estratégia da promoção de saúde guarda relação íntima com o quanto cada pessoa conhece de si mesma e de quanto o sistema social funciona como promotor desse processo. Basta observar sociedades de países mais desenvolvidos e suas políticas de educação para entender um pouco melhor a relação entre educação e saúde. Conhecer a si mesmo é de fundamental importância para as pessoas que buscam o significado e uma vida saudável e plena na presente existência. O processo de se conhecer é simples, no entanto, parte da humanidade atual se afastou ou deixou de dar a importância que ele merece há algum tempo. A consequência desta negligência gera uma dificuldade no fluxo natural da vida que se assemelha ao ex-atleta que, ao querer voltar a treinar para uma maratona, percebe que seus músculos se atrofiaram em decorrência da falta de um treinamento constante.

Atualmente, sabe-se que o próprio cérebro humano pode ser exercitado e capacitado para uma vida mais plena. Os estudos sobre a neuroplasticidade demonstram claramente como os hábitos de nosso dia a dia influenciam o cérebro, tornando-o mais apto a enfrentar os desafios do cotidiano. Imagine que uma pessoa vá à academia para fortalecer seu corpo, mas por preguiça pede a um amigo que faça os exercícios por ela. Parece óbvio que quem vai ficar mais forte é o amigo e não a pessoa, pois para os benefícios da atividade física surtirem efeito é preciso que os exercícios sejam executados pessoalmente. Ninguém pode se exercitar por nós.

Algo semelhante ocorre nos campos emocional e mental. Não existe ainda uma forma de desenvolver habilidades mentais sem que se aprimore o hábito da leitura. Ainda não se sabe também sobre como desenvolver habilidades emocionais senão a partir de relacionamentos, exercitando o perdão e aprendendo as sutilezas que existem entre a vontade e o desejo.

Hipócrates, considerado um dos pais da medicina ocidental, já explicava em sua frase célebre que a saúde se fundamenta na forma como a pessoa se alimenta: "Seja o teu alimento o teu medicamento, e seja o teu medicamento o teu alimento". À semelhança da alimentação para o corpo físico, precisamos de uma alimentação diferente para nosso "corpo emocional" e também de uma terceira para nosso "corpo mental". Mesmo não vendo estes corpos quando nos olhamos no espelho, podemos percebê-los sem muito esforço e com um pouco de boa vontade. É importante saber que a pessoa que cuida da alimentação para o corpo físico, mas não nutre seus outros corpos, também é um ser "desnutrido". Claro que a desnutrição proteica (física) é uma realidade e precisa de cuidados médicos, mas uma desnutrição ainda mais grave e que nos passa despercebida é a desnutrição psicoconsciencial (dos "corpos" emocional e mental).

O desnutrido mental e emocional é uma pessoa que pode causar muitos danos sociais. Devemos sempre lembrar, no entanto, que este tipo comum de desnutrido no nosso meio não tem a mínima consciência do estrago que ele causa. São pessoas que como todos sempre estão tentando fazer seu melhor e dar o melhor de si, no entanto, sua formação, sua cultura familiar e seu círculo de amizades, bem como os hábitos do grupo ao qual pertencem, prepararam-nas para o sucesso pessoal e não para o sucesso social. Dessa forma, a pessoa aparentemente bem-sucedida, alcança este sucesso a partir do prejuízo alheio, sem se dar conta de que este prejuízo a médio e longo prazos se voltará contra ela própria ou sua prole, futuramente.

Caro doutor Ricardo,

Sou Mário, sogro do seu colega no curso de Física da USP.

Não consigo lembrar de tê-lo visto ou conhecido durante minha estada no Hospital X – onde fui, aliás, por sua indicação. Afinal, o número de pessoas com quem convivi no pequeno espaço de tempo que lá estive, tanto na UTI como no quarto onde permaneci depois internado, foi enorme: um verdadeiro batalhão solícito e carinhoso – uma grande família.

Isso não me impede de conhecer, ainda que de maneira um tanto superficial, os elogios que cercam sua pessoa, como solícito, excelente e eficiente profissional, íntegro, inteligente e culto. A propósito, gostei muito de saber sua opinião sobre a importância dos espaços vazios no cérebro. Como também fiquei feliz por saber sobre seu gosto por Tarkovski, o cineasta de O Sacrifício.

Outra coisa que me chamou a atenção foi saber que está estudando Física aplicada à Astronomia – Astrofísica. No momento em que nosso *mundo apequenou-se, perdeu o mistério, o tapete mágico, e reduziu-se a uma abrangente uniformidade, com regras para tudo e todos, sem contar a censura que nos atinge e nos classifica até por faixa etária. O seu gesto de voltar-se para o estudo de outros planetas manifesta-se, sem dúvida, bastante promissor e inteligente.*

Com tudo isso, sinto-me lisonjeado de ter podido contar com os seus préstimos para a solução de meu problema de saúde.

Agradecido,

Mário

18 de julho de 2009

Caro irmão de caminhada!

Agradeço a oportunidade de servir que o senhor me deu!

Admiro muito seu genro pela atitude pessoal e inteligência dele!

Fiquei muito feliz em saber sobre seus estudos. Tenho muito a aprender em todas as áreas e peço a Deus que qualquer coisa que eu venha a aprender possa se transformar em algo útil para as pessoas ao meu redor.

No site a seguir há dois artigos que escrevi. Quem sabe quando o senhor tiver um tempinho possa dar uma olhada: estergarcia.com.br/entrevistado_dr_ricardo_leme_2.php

Será um prazer encontrá-lo em outra oportunidade!

Forte abraço e votos de saúde para que continue em sua bela missão.

Ricardo

19 de julho de 2009

Doutor Ricardo,

Em recente ida ao Ambulatório do Hospital X o doutor K., ao fazer o exame comparativo das últimas tomografias realizadas, peremptoriamente e num assomo de orgulho e satisfação disse todo risonho: "Você está curado". Num relance, e com certa emoção incontida, vi passar pela minha mente todos que trabalharam, de uma forma ou de outra e em maior ou menor participação, para que isso acontecesse. O que me levou mentalmente a elevar um pensamento afetuoso e de gratidão a todos.

Desse modo, agora, confiante e com boas perspectivas futuras, eis-me aqui novamente para agradecer-lhe também por sua deferência para comigo, inclusive enviando-me seus dois textos sobre medicina: saúde, doença e estresse e sua relação com a vida das pessoas individualmente.

O caráter excepcional do enfoque oferecido aos temas torna seus textos geracionais de consciência, reflexões, debates e revisões, o que geralmente não ocorre com aqueles divulgados constantemente pela mídia impressa e eletrônica. O que se tem vis-

to ou ouvido são apenas demarcações de opiniões que não ensejam quaisquer reflexões, nem debates, quando muito uma demonstração inócua de esnobismo cultural, com citações e referências fora de contextos.

Portanto, só me resta compartilhar com suas ideias e ideais sobre medicina e saúde e pedir-lhe autorização para divulgar seus textos na Internet, para amigos e conhecidos.

Um abraço afetuoso,

Mário

17 de agosto de 2009

NUTRIÇÃO FÍSICA E EMOCIONAL

(*Bachianas Brasileiras nº 4 – I. Prelúdio – Introdução* – Heitor Villa-Lobos)

A alimentação saudável começa no corpo físico quando se observa como a pessoa está se alimentando. A natureza é rica e dispõe de uma infinidade de produtos que podem ser digeridos por nosso organismo. Importante é, no entanto, que tenhamos consciência de qual é o ciclo de todo tipo de substância que ingerimos, pois estamos participando direta ou indiretamente de todo esse processo. Pode parecer um cuidado excessivo, mas é a única chance que temos de participar ativamente sobre a ecologia do nosso planeta, de forma a preservá-lo e a contribuir para seu desenvolvimento. Conhecer o ciclo das substâncias e com gratidão mentalizá-lo durante a alimentação em reverência a todos os seres que participaram dessa cadeia é uma atitude religiosa que pode ser praticada em todas as refeições. Naturalmente, essa prática nos fará repensar na forma como nos alimentamos e se eventualmente algum sofrimento no percurso do alimento até nossa mesa for detectado, ocorrerá uma mudança gradual desses hábitos (por exemplo: sacrifício de animais, cultura de animais, exploração de trabalho escravo, etc.).

Do ponto de vista emocional existem muitos desnutridos que podem se beneficiar de uma alimentação balanceada e simples composta de três itens. O primeiro e mais importante alimento para o corpo emocional da pessoa diz respeito aos relacionamentos. A nutrição saudável a partir dos relacionamentos não ocorre de forma semelhante àquela do corpo físico. Para este corpo ficar saudável, ele não deve se nutrir como se os relacionamentos fossem para ele, mas como se ele fosse o alimento para todos os seus relacionamentos. Em cada interação a pessoa poderá se oferecer da forma mais adequada ao relacionamento, para que aquele com quem se relaciona possa se servir. Era disso que Leibniz falava quando dizia: "Quanto mais vivo, mais percebo que aquilo que enche as minhas mãos é o que eu dou com elas e não o que eu pego com elas". Pode parecer estranho alguém recear se oferecer desta forma nos relacionamentos, mas isto ocorre devido ao fato de alguns ainda se nutrirem dos outros sem oferecer nada em troca. No entanto, a dinâmica do corpo emocional é bastante diferente daquela do corpo físico e não há o que temer, ainda que num primeiro momento algo pareça não ter corrido bem. Diferentemente do corpo físico, as experiências neste corpo determinam mudanças no nosso campo de atração experiencial, de forma que lentamente nossos relacionamentos vão ficando mais saudáveis, na medida em que ficamos mais desapegados de nós mesmos. Deste modo, essa arte em se relacionar não está propriamente ligada à escolha dos relacionamentos, mas em escolher como queremos nos relacionar.

    Ensinar e aprender são essencialmente experiências de compartilhar, e os bons professores são também aqueles que, a despeito do conhecimento que têm, são aqueles com maior capacidade de dar de si mesmos, partilhando sua especialidade com os alunos. As crianças aprendem a partir daquilo que observam ao seu redor. Se o que veem é egoísmo, elas aprendem a ser egoístas. Se o que veem é partilhar, aprendem a partilhar e – desde que aprender é partilhar – aprendem a ler, a escrever e a contar como parte da troca[45].

O segundo ponto importante na alimentação emocional diz respeito ao perdão. Perdoar e pedir perdão constitui a parte enzimática da alimentação emocional, ou seja, são os ingredientes que ajudam na digestão de alimentos neste corpo. Para que o alimento emocional seja digerido, precisa ser decomposto em formas assimiláveis, sendo neste ponto que entra a função destas "enzimas". A pessoa que tem dificuldade em perdoar e pedir perdão pode desenvolver lentamente a desnutrição emocional até que faça uma reposição adequada destes "nutrientes".

---

45   DOCZI, Gyorgy. *O poder dos limites – Harmonias e proporções na natureza, arte e arquitetura*. 1. ed. São Paulo: Editora Mercuryo, 2008.

Finalmente, mas não menos importante, é fundamental que a pessoa que busca o equilíbrio emocional consiga perceber a diferença sutil existente entre seus desejos e suas vontades. As vontades são nosso maior patrimônio e emergem das profundezas da essência maior, manifestando-se no mundo físico e determinando diferentes vivências. É importante que o canal para esta manifestação não esteja obstruído para que o corpo emocional possa se manter vigoroso. Quanto aos desejos, eles não existem propriamente no interior da pessoa, mas nascem na interação com o mundo ao redor a partir dos relacionamentos. Quando alguém se compara ao outro e percebe não ter algo ou não ser algo que o outro tem ou é, pode passar então a desejar. Deste modo, fique claro que o desejo pode se manifestar desde o campo físico (desejar uma roupa ou um carro) até o campo abstrato (desejar ser inteligente ou bonito como outra pessoa). A vontade é expressão máxima do ser, enquanto o desejo ocupa o outro extremo, em que o ser confunde-se com o ter. A vontade não pode ser destruída, mas pode ser anestesiada quando se habita um mundo onde o campo de desejos é muito forte. Algumas falanges da mídia representam parte deste campo de desejos no mundo atual e disputam na tentativa de despertar o desejo por consumo de bens materiais, posição social, poder pessoal, exploração sexual e dinheiro, que não por acaso andam em grupo. Vontade e desejo são importantes e complementares, sendo fundamental que se busque o ponto de equilíbrio no qual a vontade possa ser sempre máxima e o desejo seu tempero, nunca seu senhor.

De maneira geral, muitas pessoas só pensam em melhorar ou se preparar para enfrentar situações de desafio na vida quando não há mais tempo hábil para tal. A consequência deste despreparo é ter que passar por situações de vida que, apesar de simples para aqueles que se prepararam adequadamente, apresentam-se como verdadeiros dramas existenciais para os que negligenciam seu desenvolvimento pessoal. Neste sentido, as pessoas que adoecem devem ser encorajadas a perceber as aflições, problemas e dificuldades como oportunidades que apenas estão tornando visíveis aspectos da vida pessoal antes invisíveis e não solucionados nos campos emocional e mental. Apego e medo são aliados da doença e devem ser trazidos à consciência e abandonados o quanto antes pelas pessoas que buscam uma vida saudável.

> Em vez de comparar-se aos outros, compare o "Eu" de hoje com o "Eu" do ano passado. Perceberá que seus esforços contínuos e cumulativos tiveram um significado.

Doutor Ricardo,

O senhor que tanto faz por nós todos, tratando-nos em sua especialidade, ensinando-nos com seus escritos sobre a saúde e a doença, trazendo-nos alegria de saber que estamos em boas mãos quer quanto ao profissionalismo e à ética, quer quanto à competência, merece, nesta data – 18 de outubro, Dia do Médico –, não apenas os meus cumprimentos mas também o efusivo abraço de benquerença.

Mário

18 de outubro de 2009

NUTRIÇÃO MENTAL

(Bachianas Brasileiras nº 7 – III. Toccata – Desafio – Heitor Villa-Lobos)

Um desafio importante a ser pensado diz respeito à mídia. A televisão, uma das maiores descobertas e conquistas da humanidade, representa uma agência transformadora de dimensões incalculáveis sobre o campo do pensamento desta mesma humanidade. Inacreditavelmente, toda essa potência para o despertar no atual momento não está sendo utilizada, e em alguns casos se volta para um propósito anestésico e sedativo além da propagação de notícias de baixa qualidade e pouco impacto na melhora da nossa qualidade de vida. Evitar horários "pobres" em conteúdo (em geral das 18 horas às 23 horas), cultivar o hábito da leitura e o da audição musical contemplativa são atitudes que favorecem a saúde na dimensão psicossocial. Parte do alimento pobre proporcionado pela televisão hoje se fundamenta no darwinismo social, no qual a espécie mais "evoluída" devora sua presa e a mastiga frente ao próprio telespectador que não se percebe devorado enquanto planeja como um dia chegar ao topo da cadeia de consumo. Em geral, tudo o que é bom não necessita de propaganda, pois se autossustenta. Somente coisas que não são boas precisam da ajuda da propaganda, residindo aí uma sutil armadilha. Não é necessário falar ou mostrar para as pessoas que fizemos algo bom, deixemos que as obras falem por si. Prestemos atenção sempre que alguém quiser dizer e mostrar: fiz isto ou aquilo, pois geralmente está em posição de quem não fez nada mais que a sua obrigação.

Em *Seis propostas para o próximo milênio,* Italo Calvino ensina na quarta proposta (visiblidade):

> Hoje, somos bombardeados por uma tal quantidade de imagens a ponto de não podermos distinguir mais a experiência direta daquilo que vimos há poucos segundos na televisão. Em nossa memória se depositam, por estratos sucessivos, mil estilhaços de imagens semelhantes a um depósito de lixo,

onde é cada vez menos provável que uma delas adquira relevo[46].

Quando vestimos uma camisa, sentimos a textura do tecido em nosso corpo, pois o sentido do tato o identifica. Com o passar do tempo, no entanto, deixamos de sentir a camisa, como se nos acostumássemos à sensação do toque do tecido, e para senti-lo novamente precisamos atritá-lo ao corpo. Esse processo de acomodação não acontece apenas com o tato, mas com todos os nossos sentidos. Desta forma, a repetição constante de determinados estímulos pode anestesiar ou sedar nossos sentidos sem que sequer possamos nos dar conta de que isso esteja acontecendo. Esse processo de repetição é muito explorado em técnicas conhecidas como subliminaridade, neurolinguística e neuromarketing, não apenas para aumentar vendas e promover o consumo de determinados produtos, mas também para conduzir e sugestionar a opinião pública sobre o que é "melhor" para ela.

---

46 CALVINO, Italo. *Seis propostas para o próximo milênio.* 3. ed. São Paulo: Companhia das Letras, 2010.

> No mercado imobiliário, classe A busca o **exclusivo** e a C almeja **inclusão** (08/04/2011 – 15:33 – site da UOL – Infomoney)

Houve um tempo em que se avaliava o nível socioeconômico das pessoas pela quantidade de aparelhos de televisão que elas possuíam em casa. Hoje, a quantidade de aparelhos não diz nada sobre o nível socioeconômico, mas casas com muitos aparelhos sugerem graus variáveis de comprometimento nos níveis cultural e de desenvolvimento pessoal. Facilmente se chega a esta conclusão quando se observa o tamanho do patrimônio histórico-cultural produzido pela humanidade até hoje e se constata que mesmo que dedicássemos a vida toda a ler (livros), apreciar (obras de arte) e escutar (músicas), não haveria tempo hábil para admirar toda esta riqueza. Não temos tempo a perder, conforme os integrantes do conjunto Tribalistas cantam: "Não tenho paciência pra televisão, eu não sou audiência para a solidão".

Os circuitos cerebrais que se ativam quando se vivencia ou se lembra de um determinado acontecimento são os mesmos. A repetição da violência acostuma nossos sentidos de forma que passamos a achar normais situações que não são humanamente aceitáveis. Além disso, assuntos privados pertinentes à vida de outras pessoas, que deveriam ser tratados por órgãos responsáveis, invadem casas e permeiam jantares se misturando ao alimento e intoxicando inconscientemente a todos sem nenhuma utilidade ou benefício real. Existem muitas coisas boas acontecendo a todo o momento no mundo inteiro que superam com boa margem as coisas ruins, então, por que os noticiários do horário "pobre" e raramente nobre insistem em só mostrar o que não é bom, quando tanta coisa boa poderia estar sendo mostrada? Faça essa pergunta a você mesmo.

Um famoso estudo de McClelland mostrou a existência de uma relação entre a função imune e os estímulos visuais gerados por diferentes programas[47]. O autor estudou a secreção de anticorpos na saliva de 132 estudantes, que divididos

---

[47] MCCLELLAND, D.C. *The effect of motivational arousal through films on salivary immunoglobulin A*. Psychology and Health, 1988:2, 31-52.

em dois grupos assistiram a filmes diferentes. Metade dos estudantes assistiu a um filme sobre a Segunda Guerra Mundial e a outra metade a um sobre o trabalho da madre Tereza de Calcutá nos subúrbios da Índia. Cada filme foi mostrado duas vezes e cada amostra de assistentes foi analisada separadamente. Os níveis de anticorpos salivares foram significativamente maiores nas 70 pessoas que assistiram ao filme da madre Tereza, sugerindo um efeito positivo de experiências humanitárias sobre o sistema imunológico. Imagino sempre como devem ser os níveis de anticorpos das pessoas que têm o costume de assistir aos noticiários deprimentes e sanguinários na forma como eles são hoje, e fico pensando quem poderia se beneficiar disso. Na medida em que nos conscientizarmos a respeito deste tipo de informação, seremos cada vez mais saudáveis e teremos melhores pensamentos e melhor qualidade nos assuntos discutidos com nossos semelhantes. Os ouvidos de nossos semelhantes devem ser vistos como um santuário e devemos pensar muito antes de falar algo que possa contaminar sua paz interior.

Há crescentes evidências no campo da psiconeuroimunologia de que as emoções positivas e o apoio social são associados ao melhor funcionamento dos sistemas imunológico e cardiovascular, e que o caminho inverso também é verdade, ou seja, a depressão e o isolamento social pioram a saúde, retardando a recuperação da saúde. Em estudo realizado no Centro Médico da Universidade de Duke com 542 pacientes com idade de 60 anos ou mais, ficou demonstrado que pessoas ligadas a práticas religiosas apresentaram menor tempo de permanência no hospital[48]. Este estudo prospectivo mostrou que pacientes não afiliados a grupos religiosos foram hospitalizados por uma média de 25 dias, comparado aos 11 dias do grupo de pessoas ligadas a alguma tradição religiosa, sugerindo que práticas religiosas estão relacionadas a melhor saúde física e mental, além de menor necessidade de utilização de serviços de saúde.

---

48 KOENIG, H.G. *Religion, spirituality, and medicine: research findings and implications for clinical practice*. South Med J, 2004, Dec, 97(12): 1194-200.
KOENIG, H. G.; MCCULLOUGH, M. E.; LARSON, D.B. *Handbook of Religion and Health*. Nova Iorque: Oxford University Press, 2001.

Um olhar atento de nossa parte descobre imediatamente que chamadas de jornais e noticiários que se propõem a falar sobre a saúde, invariável e surpreendentemente, falam sobre doenças! Estejamos atentos para não levar gato por lebre, notícias sobre saúde são sempre boas, o contrário sendo quase sempre verdade no caso das doenças. Faz-se necessária então uma forma de conseguir falar sobre a doença sem que nos contaminemos com seus aspectos negativos. Uma forma construtiva de se encarar a doença é vê-la como um sinalizador de que a harmonia no viver se perdeu, e que o adoecer ocorre no sentido de auxiliar o retorno ao caminho correto. Assim, doença é vista como oportunidade e não como algo absolutamente inútil que deve ser combatido a qualquer custo. Nessa perspectiva, o adoecer está ligado a um processo de expandir a consciência, em que a pessoa não conseguiu realizar por outra via que não a doença e suas consequências. Quanto mais consciente e preparado para passar por transformações com desapego, menos sujeito ao adoecimento a pessoa estaria.

Ficam aqui o alerta e a sugestão de uma reflexão sobre como estamos utilizando o horário das 18 horas às 23 horas, um dos mais nobres que dispomos para rever o dia em recolhimento ou compartilhar experiências com aqueles que nos amam e se interessam pelo nosso desenvolvimento como seres humanos. Poder escolher é o benefício que a conquista da racionalidade nos concedeu, no entanto é importante que estejamos conscientes de que podemos escolher entre aquilo que realmente é nobre e imprescindível para nossa vida e aquilo que é pobre e absolutamente dispensável para nós.

Caro doutor Ricardo,

Espero que esteja tudo bem com você, principalmente levando-se em conta que por ocasião das festas de fim de ano a agitação impera em todos os sentidos. Podemos até parafrasear a célebre "Haja Coração". Você, então, como médico, deve ir às alturas, tamanha a correria.

Mas, mesmo assim, não posso deixar passar a oportunidade para, com toda a afeição que você merece, apresentar-lhe meus cumprimentos e felicitações de Boas Festas. E votos para que seus belos textos continuem a proliferar no ano que vem, para satisfação minha e de todos que o estimam e respeitam.

Abraços,

Mário

25 de dezembro de 2009

NORMAL X NATURAL
(*Movimento I – Sinfonia nº 8* – Philip Glass)

Uma pergunta importante que cada um poderia fazer em algum momento é: sou um ser humano normal ou natural? Quando pensamos no conceito de normal, vale a pena perceber que em várias situações esta ideia está bastante distante da ideia do natural. Um exemplo simples que ilustra essa proposta pode ser o de que hoje em dia tomar vacina é algo normal (assim dito porque uma maioria criou tal costume), no entanto a vacina é um recurso criado artificialmente imitando uma situação de naturalidade que seria o próprio contato de cada um de nós com um determinado agente infeccioso.

O distanciamento do natural, gerado em parte pelo desenvolvimento da ciência e da tecnologia, certamente é bem-vindo em situações específicas. No entanto, hoje, mais do que nunca, é fundamental que busquemos, ou pelo menos que não percamos de vista, os pontos de afastamento entre normalidade e naturalidade, haja vista o risco que corremos quando nos acreditamos mais capacitados que a natureza na condução do processo existencial. Não é natural fazer alguma coisa apenas porque uma maioria ou um grupo de pessoas a definem como normal! Ser natural é ser diferente, é ser único e finalmente é dar sua contribuição única ao universo. Todos os meios que tentam nos fazer iguais ou parecidos com algum modelo definido devem ser vistos com máximo cuidado e atenção, pois, à semelhança dos animais que pastam e aguardam o abate, isso nos torna fracos e sem razão para viver enquanto seres humanos.

O normal é um conceito abstrato em que o indivíduo é comparado a um valor médio que representa uma realidade restrita e aparente. O natural, por sua vez, expressa a qualidade única que cada ser humano tem e que o diferencia dos demais. O natural se aproxima mais da ideia de saúde do que o normal, entretanto os dois conceitos são muito diferentes do anormal e do patológico. Existem situações em que tentar ser normal e se adaptar a determinados contextos pode levar ao adoecimento, pois a deformação dos ideais em favor de regras das quais não se compartilha é de certo modo uma agressão psíquica ao indivíduo que acaba refletindo em todo o ser, inclusive em seu sistema imunológico. Quando pessoas famosas são apresentadas em propagandas sugerindo que um produto seja consumido ou algo seja feito porque ela também faz, este é um exemplo de desvio do natural de cada um para um normal criado e sugerido artificialmente[49].

A palavra ciclo naturalmente nos remete à ideia de tempo, que por sua vez é uma das, senão a mais importante, variáveis em nossas vidas, afinal, de que adianta qualquer riqueza sem tempo de vida para que ela seja experienciada? Na verdade, o provérbio a seguir nos alerta e sugere sobre o investimento do nosso tempo de vida e que ela pode ser nada mais que um desperdício caso o caráter seja defeituoso:

---

49   *Ser Normal*. Disponível em: <www.youtube.com/watch?v=Z0cXjTWY4dU>

> Dinheiro perdido, nada perdido.
> Saúde perdida, muito perdido.
> Caráter perdido, tudo perdido.
> (Anônimo)

Os gregos antigos tratavam o tempo sob dois aspectos e usavam duas palavras para descrevê-lo: *kronos* e *kairós*. Enquanto o primeiro refere-se ao tempo sequencial ou cronológico, o outro trata de um momento indeterminado no tempo em que algo especial acontece e significa o "momento certo" ou "oportuno". Em teologia, *kairós* é usado para descrever a forma qualitativa do tempo, o "tempo de Deus", enquanto *kronos* é de natureza quantitativa, o "tempo dos homens". O "tempo humano" (medido) é descrito em horas e suas divisões, enquanto que "o tempo de Deus" não pode ser medido e sim vivido. Destas ideias surge a necessidade premente de que você, leitor, pergunte-se sobre como essas duas dimensões da temporalidade estão compostas na sua vida atual. Quantidade sem qualidade é uma das características da *fast food* sabidamente ligada a comportamentos de estresse, além de todas as situações patológicas que a ciência convencional já mostrou estarem relacionadas. Um dos segredos para aumentar a quantidade de tempo é justamente estar atento à qualidade deste. É comum que algumas pessoas se envolvam em atividades em que muito tempo é investido, porém com pouco retorno qualitativo, como no caso da passividade proporcionada por grande parte dos conteúdos da mídia em sua versão atual.

Quantidade e qualidade nem sempre andam de mãos dadas, sendo necessário prestar atenção quando o "sempre mais" que acompanha a quantidade passa a ser priorizado em função do "gosto pelo que se está fazendo" que acompanha a qualidade. Quantidade sem qualidade é uma armadilha que deve ser evitada sempre, sendo a ambição seu sinalizador[50].

---

50 *O Buraco Negro*. Disponível em: <www.youtube.com/watch?v=P5_Msrdg3Hk>

Caro doutor Ricardo (sobre seu texto Psiconeurobiologia da fé[51]*),*

Seu texto, embasado por uma extensa bibliografia, é realmente uma aula interdisciplinar, abrangendo história, biologia, psicologia, neurobiologia, medicina, etc. Isso não por esnobismo cultural, mas na verdade, e para melhor configuração da matéria, em favor da plena compreensão do leitor.

Ao tratar da ciência e religião, em princípio, o texto causa certa estranheza. Afinal, ciência e religião sempre nos afiguram como elementos incompatíveis a qualquer tipo de diálogo. As ciências sempre tiveram primazia entre os chamados "bem pensantes", ao passo que a religião ficou relegada a um segundo plano, taxada mesmo de "o ópio do povo", ou então vista e usada como lenitivo por ocasião de infortúnios ou catástrofes ocorridos durante a existência humana.

---

51   LEME, Ricardo José de Almeida. *Psiconeurobiologia da fé*. In: Mauro Ivan Salgado; Gilson Freire (Org.). *Saúde e Espiritualidade – Uma nova visão da medicina*. 1. ed. Belo Horizonte: Inede, 2008, Livro 1, p. 249-279.

Entretanto, ao persistir-se na leitura e adentrar-se no âmago do texto até o final, há uma mudança em nosso sentimento e um sorriso de alegria e felicidade nos toma integralmente, fazendo-nos compreender que a busca da religião pela ciência não é ideológica ou política e, sim, um remédio em favor da saúde. A isto só temos que dar vivas, afinal, o que se busca é uma vida saudável para a humanidade.

Portanto, doutor Ricardo, só me resta agradecer por mais esse precioso e belo presente!

Abraços,

Mário

21 de fevereiro de 2010

A CÉLULA E VOCÊ

(*3ª Sinfonia – Lento – Sostenuto tranquillo ma cantabile* – Henryk Górecki)

> Minha casa é a terra,
> meu teto é o céu,
> minha religião, a liberdade.
> (Anônimo)

Se fizermos um exercício de analogia comparando a sociedade ou a raça humana a um corpo único, e cada uma das quase 7 bilhões de pessoas a uma célula deste corpo, surgem importantes *insights*. Não é preciso muito estudo ou desenvolvimento interior para notar o desnível social ou pelo menos as diferenças que existem hoje em termos de condições de vida nas diferentes regiões do planeta.

Ora, o que ocorre quando um organismo é afetado por um câncer? Nesta doença, uma célula que deveria integrar-se às outras para a manutenção do estado de saúde e um funcionamento harmonioso, perde as qualidades que antes a integravam ao organismo como um todo. Estas propriedades das células de um corpo saudável dizem respeito a:

1. Inibição por contato, que impede que uma célula invada o espaço de outra;
2. Divisão controlada, cuja finalidade visa impedir uma superpopulação que poderá ser uma sobrecarga para o organismo, exigindo mais de suas reservas do que ele seja capaz de fornecer;
3. Metabolismo basal, que objetiva um consumo de nutrientes pela célula de forma a permitir que as outras células também possam ser nutridas pelo organismo.

O respeito a essas três leis fisiológicas pelas células é suficiente para que o equilíbrio, na linguagem médica chamado homeostase, seja mantido. Por outro lado, contrariar essas leis pode levar ao aparecimento de um câncer.

Voltando a atenção novamente para a humanidade enquanto um corpo único, pode-se agora fazer o exercício pessoal e fundamental de se perguntar enquanto "célula" qual o seu papel dentro do corpo da raça humana. Interessante que, à semelhança do comportamento da célula, facilmente podem ser identificadas no dia a dia situações de inadequação comportamental que sugerem uma atitude "cancerígena" no viver. Assim, algumas perguntas que não necessariamente precisam ser respondidas, necessariamente precisam ser feitas ainda que no foro íntimo de cada consciência.

1. Em minha vida pessoal estou respeitando o espaço da outra "célula"? (Note que as outras células são as pessoas que coabitam o planeta em que você vive, e não apenas aquelas que moram na mesma casa que você.)

2. Enquanto "célula", quando me multiplico levo em conta o organismo maior (raça humana)? No meu processo de multiplicação, enquanto "célula da humanidade", dou ênfase em aumentar as coisas que identifico por "nosso" em detrimento daquelas que

identifico por "minhas"?

3. A forma como tenho vivido, enquanto "célula", desde como me alimento até tudo o que escolho para consumir para subsistência, é coerente e leva em conta o fato de que o organismo do qual participo possui outras "células" que também precisam se nutrir?

Os seres que mais se aproximam, enquanto células da raça humana, a seres neoplásicos (tumorais, cancerosos) geralmente são aqueles muito hipertrofiados no ter, em detrimento da desnutrição em sua dimensão no ser. É comum observar que o comportamento neoplásico se desencadeia na mesma medida em que a balança do ser e do ter se desequilibra de maneira excessiva. Note-se que não há mal no ter, desde que haja uma estrutura de ser que permita o fluir da vida e que coloque o ter a serviço do corpo da humanidade e não apenas a serviço do gozo pessoal. Existe uma dimensão da felicidade que não está contida na realização pessoal, mas na vivência da realização do outro enquanto outra "célula" do grande corpo, felicidade tão ou mais prazerosa que a primeira.

> Felicidade é a certeza de que a nossa vida não está se passando inutilmente.
>
> (Érico Veríssimo)

Um exercício interessante é perceber que os agrupamentos humanos na forma de famílias, bairros, cidades, Estados, países e continentes podem também ser comparados aos órgãos destes "corpos". Essa prática desloca os vícios, as críticas e os preconceitos pessoais da mente entorpecida e favorece a compreensão e a recordação da importância dos outros seres que coabitam o planeta e compartilham do efêmero mergulho na existência terrena. O corpo é saudável na mesma medida em que o cérebro pensa, os pulmões fazem as trocas gasosas, o intestino separa e absorve e a pele o proteje. Em outras palavras, os órgãos do corpo precisam trocar de forma harmoniosa suas funções em favor de uma conquista que está além de cada um deles e sem a qual a sobrevivência do organismo não é possível.

Caro doutor Ricardo,

Mais uma vez me surpreendo com seu emaranhado de letrinhas.

Com apenas uma imagem deveras poética, de um anônimo, você extrai analogicamente toda uma percepção de raça humana e sua existência celular, para salientar os desníveis de condições de vida nas diversas e diferentes regiões, bem como as qualidades que o organismo como um todo deve preservar à manutenção do seu equilíbrio em prol de um corpo saudável.

Para tanto, além da consciência dos parâmetros e necessidades da vivência celular, há que se ter compreensão fundamental de que o organismo e suas trocas carecem continuamente, para sua plena existência, da completude dos outros seres que formam a raça humana.

A essa sua importante abordagem, acrescentaria, ainda sob o impacto da imagem oferecida, que se a raça humana tivesse consciência de que sua "casa" é a Terra e o seu "teto" é o céu, não permitiria que fosse destruída com tanto lixo e entu-

lho, nefastas camadas poluentes que lhe encobrem os astros e estrelas e determinam as chamadas zonas de atenção para a saúde do organismo. E, também não conceberia, como já aconteceu nas duas guerras mundiais, a repartição de territórios em favor de uns poucos e em detrimento de outros, muitos outros. Mas o que se manifesta, ainda, com maior relevância, é que não permitiria a exclusão humana e olharia o outro como a si mesmo, com fragilidades, defeitos e, então, não ousaria afastar o feio do bonito, endeusar o rico em detrimento do pobre ou remediado, preocupar-se em demasia com o corpo, com o visual e não com o cérebro e a convivência humana. Enfim, não se tornaria uma célula cancerígena inadequada à permanência de um organismo saudável.

Doutor Ricardo, a propósito da sua afirmação de ser "um alfaiate", permito-me dizer-lhe que se assim for, o será de "sob medida", e de roupas finas e de talhe perfeito. Além disso, no texto a que se refere, permita-me dizê-lo que mesmo com toda aquela bibliografia, o senhor está presente de cor-

po inteiro, não há como negar.

A propósito da bibliografia, li outro dia, sob o título Neurologia, uma resenha que, entre outras coisas, informa que o senhor V. S. Ramachandran, de origem indiana e radicado nos Estados Unidos, onde é diretor do Centro do Cérebro e da Cognição na Universidade da Califórnia, possui traduzido, no Brasil, um livro seu, sob o título Fantasmas no Cérebro, *em que, segundo a nota, mostra como os casos de pacientes com lesões cerebrais podem servir para renovar o debate de questões filosóficas.*

Doutor Ricardo, fiquei contente de saber do seu encontro com o V. É gratificante saber que ambos, apesar do trabalho e dos estudos que já têm, continuam batalhando por mais conhecimento.

É isso aí. Desculpe se me alonguei demais.

Abraços,

Mário

21 de março de 2010

Doutor Ricardo,

No calendário, apenas o lembrete: PÁSCOA.

No dicionário, o adendo: RESSURREIÇÃO de Jesus Cristo.

Na religião: A TRANSCENDÊNCIA.

Nas igrejas: CANTOS E ORAÇÕES DE LOUVOR.

Na mesa: o lauto almoço comemorativo, com vinho para os brindes e chocolate (o ovo) como sobremesa.

Nas ruas, na TV, nos supermercados: só OVOS DE PÁSCOA.

Na Internet: este e-mail com os meus votos de BOA PÁSCOA, para o prezado amigo.

Mário

04 de abril de 2010

Caro senhor Mário!

Agradeço o carinho de suas palavras assim como a mensagem pascal!

Neste momento em que Cristo se desfaz em Si para criar a possibilidade de nascer em cada um de nós, estou aqui em São Pedro, interior de São Paulo, escutando a obra de Richard Wagner – Parsifal – na qual o propósito Crístico se apresenta musicalmente colocado em perspectiva.

Compartilho de seus comentários em relação à nossa última partilha e me desculpo pela demora em dizê-lo. O autor ao qual o senhor se refere é muito conhecido nos estudos de ciência e espiritualidade. Acho interessante, mas se me permite um diálogo, tenho visto que muitos desses estudos que se baseiam na ciência, apesar de importantes são excessivamente "materialistas". Que isto não seja um julgamento, mas uma sensação compartilhada e que ela não exclua ou invalide tanto trabalho.

Por gentileza, em sua opinião, o senhor acha que Deus pode de alguma forma ser acessível à nossa razão e compreensão e, assim, ser comparti-

lhado entre nós humanos ou trata-se mais de uma experiência pessoal intransmissível?

Grande abraço pascal, Ricardo Leme

04 de abril de 2010

Caro doutor Ricardo,

Deus e suas instituições desde priscas eras faziam parte costumeira da sociedade. Não havia questionamento sobre tais entidades. Nascia-se, crescia-se, tornava-se adulto, envelhecia-se e, até na morte, estava-se sob a égide Dele e da sua Igreja. Se porventura um mínimo questionamento houvesse, ele logo era extirpado e seu autor condenado com o estigma de herege.

Posteriormente, com o desenvolvimento da filosofia, o Iluminismo fez com que o foco se desviasse não mais para aquelas entidades, mas para o Homem, com H maiúsculo e sua racionalidade. Assim o Homem passou a ser a medida de todas as coisas: o deus do Universo.

Já no século XX, com o término da Segunda Guerra Mundial e o balanço de seus estragos materiais, e principalmente humanos, Deus e sua Igreja foram sumariamente postos em questão e deixados de lado por conivência com os horrores praticados e havidos ou simplesmente por alienação daqueles que deveriam agir e não o fizeram, a não ser para garantir tão somente o status quo *de seus interesses de toda ordem.*

Isso foi só o começo, pois inúmeros outros acontecimentos, como a divisão do mundo em direita e esquerda, a Guerra Fria, os regimes ditatoriais de toda ordem, os movimentos por mudança, como a Revolta de Maio de 1968, a contestação à Guerra do Vietnã juntamente com o apregoar do lema Paz e Amor, os movimentos pela liberação e maior participação social da mulher e pelo término dos conflitos raciais no mundo, nada mais fizeram do que dispersar os focos para outras áreas, fazendo com que Deus e a Igreja fossem relegados a instâncias não prioritárias socialmente.

Com isso, houve uma minimização na aceitação de Deus e suas instituições na sociedade. Para uns Ele permaneceu apenas como lenitivo para as horas aflitivas da vida e sua Igreja se desdobrou em mil e uma outras de crenças e religiões díspares, com apelos à sociedade de massa para angariar e segurar adeptos. Para outros, Ele simplesmente tornou-se uma imagem: a de Jesus Cristo, seu filho, que "morreu para nos salvar". Ela, por sua vez, leva os pobres, os deserdados, os excluídos, os sobreviventes de um naufrágio gigantesco a orar por Deus em preces aflitivas como a abarcar um barco salva-vidas.

Desse modo, não é que Deus possa se tornar acessível a nossa razão e compreensão, e até colaborar para uma vida saudável. Mas, e isto sim, é que o mundo tornou-se pequeno e aflitivo, seus problemas se assoberbaram e sua transparência em suas imagens de horror são predominantes, fazendo com que a nossa vivência terrena passasse a ser conflitante, impossibilitando-nos a transcendência necessária para alçarmos a Deus. Permanecermos em sua Igreja, como devotos, bem como compartilharmos, nós humanos, da fraternidade entre os homens, para sermos merecedores das possíveis dádivas divinas. Em síntese, o que nos afigura, hoje, infelizmente, é um mundo onde não há tempo nem lugar para Deus, sua Igreja e seus mandamentos, a não ser, como por você foi aventado, uma experiência apenas pessoal intransmissível.

Abraços de
Mário

16 de abril de 2010

Caro senhor Mário!

É sempre um prazer estar em sua presença virtual!

Agradeço suas palavras e entrelinhas assim como a perspectiva em tempo real de acessar uma história que não vivi encarnado.

"Nascia-se, crescia-se, tornava-se adulto, envelhecia-se e, até na morte, estava-se sob a égide Dele e da sua Igreja."

Eventualmente tenho a sorte de poder compartilhar em grupo ideias sobre a questão da morte, nossa companheira de jornada. Devo começar, se permitir, corrigindo-me e lembrando que talvez, "o morte" seja mais adequado, visto que era Tânatos, irmão gêmeo de Hypnos (o sono). Não quero negar o papel das moiras nesta história toda e se assim as cito, faço apenas para que elas não se sintam desagradadas e ainda menos desautorizadas. Espero, assim, que seus olhares e tesouras se mantenham longe de nossos fios enquanto desfiamos estas palavras e compartilhamos este tempo agradável juntos.

Envio anexo um texto que acabo de escrever para um jornal de bairro. Assino como anônimo, numa astuta tentativa de melhorar o defeito do orgulho que quanto mais sutil me parece, mais pesado se faz sentir sobre meus ombros. Sirva estas palavras de reverência ao bondoso olhar sempre presente em suas leituras e comentários.

Um grande abraço de seu "neto",

Ricardo

19 de abril de 2010

SER HUMANO
X TER HUMANO
(*Parsifal* – Richard Wagner)

Todo ser humano tem um mundo interior e outro exterior, sendo importante que os dois estejam em equilíbrio e igualmente nutridos no sentido de prevenir os efeitos de situações que podem levar ao estresse. É comum se enfatizar o preenchimento da dimensão exterior do homem em detrimento da dimensão interior. O mundo exterior pode ser preenchido por bens materiais, títulos adquiridos durante a vida (profissão, posição social, títulos acadêmicos, etc.), e ainda pelas tentativas de manter uma aparência em resposta à preocupação constante sobre o que os outros vão pensar a seu respeito. O grande filósofo brasileiro Huberto Rohden, contemporâneo e colega de Einstein, em sua obra *De Alma para Alma* ensina que: "Não há mal em possuir – todo o mal está em ser possuído; pode o homem ser escravo daquilo que não possui - e pode ser livre daquilo que possui". Assim, o preenchimento da esfera material sem o concomitante crescimento interior comumente gera sofrimentos que são úteis no sentido de despertar para a necessidade do aperfeiçoamento interior. Este preenchimento interior diz respeito à esfera das virtudes e do autoconhecimento, medicações de primeira escolha no tratamento do estresse.

O poeta diz:
>Semeie o pensamento e colherás uma ação.
>Semeie a ação e colherás o hábito.
>Semeie o hábito e colherás o caráter.
>Semeie o caráter e colherás o destino.

Estas palavras encontradas na literatura desde a época da Grécia Antiga, há 2.400 anos, sugerem que o caráter e as virtudes estão estreitamente ligados à qualidade do destino da pessoa. Nos dias atuais é reforçada a importância da formação técnica profissional com ênfase na especialização, sendo muitas vezes negligenciada a necessidade do concomitante enriquecimento do campo interior do ser humano. Isso gera inicialmente de forma imperceptível um processo de desumanização e esvaziamento de virtudes com consequente situação de inadequação da pessoa no contexto social em que está inserida. Para funcionar adequadamente, o ser humano precisa de um equilíbrio dessas duas esferas e qualquer situação de desequilíbrio pode progressivamente levar a situações de sobrecarga e estresse.

Perguntas que não necessariamente requerem resposta, como: quem sou eu?; O que estou fazendo no interior deste corpo cujo reflexo vejo no espelho?; Qual é o motivo de eu estar vivo ou de ter nascido?; precisam ser feitas por cada um de nós! A resposta não é importante, mesmo porque é provável que não exista um gabarito! O questionamento, no entanto, é fundamental, pois posiciona o ser dentro de uma perspectiva existencial de significação. A partir desta significação, cada um pode optar por uma vivência que enfoca uma vida baseada na materialidade ou baseada em qualquer proposta imaterial (espiritual). Trabalhar sob uma perspectiva de equilíbrio entre materialidade e espiritualidade é interessante na medida em que permite que a opção profissional (material) sirva como suporte estrutural para que a vida seja plena ou tenha um objetivo ou significado maior existencial (espiritualidade). Sempre que o significado material consistir numa finalidade em si mesma, podem ocorrer situações em que as partes envolvidas trabalhem com conceitos do tipo a lei do mais forte, a lei da vantagem ou a lei do mais esperto, enfim, perspectivas em que a inteligência se degenera na sua oitava inferior, a astúcia (inteligência voltada para propósitos egoístas).

Nesse sentido, é importante chamar atenção quanto a distância que existe entre os conceitos de sucesso e felicidade. Ao contrário do que possa parecer em um primeiro olhar, esses conceitos na maioria das vezes não se harmonizam. Sucesso e felicidade são muito diferentes entre si e raramente estão ligados. Seja sucesso visto como conseguir tudo aquilo que se deseja, e felicidade definida como estar satisfeito com tudo aquilo que se tem, assim, logo se percebe que cada conceito leva a uma direção diferente. Felicidade se relaciona com satisfação e sucesso se relaciona com desejo. Ora, estar satisfeito é estar pleno, e desejar é querer ser preenchido, o que mostra a desigualdade entre estes dois estados. A busca do sucesso a qualquer custo guarda em si o potencial de situações que podem levar à sobrecarga e ao estresse. Por outro lado, a busca da felicidade, no sentido de se realizar interiormente com o estado de estar satisfeito, traz em si o potencial de situações de harmonia e saúde. Finalmente, vale notar que numa vida saudável sucesso e felicidade podem se tocar, complementar-se e eventualmente se potencializar quando a satisfação com o preenchimento interior e as conquistas do mundo exterior estão em equilíbrio. Situações de estresse ocorrem quando se abre mão da felicidade para obtenção de "sucesso". Muitos conseguem o que querem pagando no final com sua própria felicidade, sugerindo que a infelicidade pode paradoxalmente estar em conseguir o que se deseja!

A MORTE COMO CONSELHEIRA

(*Réquiem* – Mozart)

    Era época de eleição e excelentíssimos que terminavam o mandato deveriam participar de um debate. Quem comandava o debate era uma senhora elegante que vestia sua toga preta e tinha a cabeça coberta por um capuz de onde só se podia ver o brilho de seus olhos vivos. Um a um, os nobres colegas eram chamados a responder a pergunta de final de mandato: soubesse você ter apenas mais uma semana de vida a partir de hoje, teria legislado, executado e julgado à semelhança do modo como fizeste? A cada resposta, a lôbrega senhora entregava um envelope fechado a cada participante que o lia silente. Apenas a expressão facial era focada nas câmeras sendo a seguir acompanhados até sua saída os distintos senhores de ombros encurvados... Acordei tranquilo e renovado.

Pensar, falar e agir, também são conhecidos como prometer e cumprir, ou simplesmente como coerência. Como algo aparentemente tão simples de ser alinhado pode ser tão difícil de ser colocado em prática? Como conseguimos chegar a este grau de incoerência? Será possível o retorno a um estado menos doente?

De maneira geral não se conversa sobre assuntos relativos à morte enquanto a vida está boa e tudo está dando "certo". Quando o assunto vem à tona, alguém sempre ameniza tentando fazer uma brincadeira que termine em alegria e leve a mudar de assunto. É fundamental saber que existem maneiras de encarar a morte e suas consequências que podem levar a ganhos qualitativos no viver, incomparáveis a outros métodos. Neste sentido, a morte deixa de ser vilã, passando a companheira na medida em que serve de conselheira na maneira como se escolhe viver. Nas palavras de Santo Agostinho: "A vida não é mortal, a morte é que é vital", assim como no romance de Saramago, *As Intermitências da Morte*, pode-se repensar o peso atribuído a este momento único da vida que implica simplesmente na culminância de todas as realizações deixadas durante a breve passagem pelo planeta.

Um peregrino ensinou que ao sair de férias, um tempo enorme é gasto nos preparativos, na definição do roteiro, na compra de passagens, na escolha da bagagem a ser levada, etc. Porém, quão pouco se reflete e se prepara para a jornada inevitável. Urge a necessidade da pergunta: quais as provisões necessárias para a mais vital de todas as jornadas? Vivemos um momento em que impera a "cultura" do consumo desenfreado, e felicidade, nas propagandas, não está no ser mais, mas em ter mais produtos e entretenimento. Claro que os bens materiais existem para nos proporcionar conforto, porém não é razoável reduzir a existência a uma corrida desenfreada em sua busca. Ao chegar a hora da partida, pouco ou nenhum valor terá o patrimônio acumulado, títulos e honrarias conquistados e ostentados quando comparados às virtudes que soubemos cultivar.

Um exercício simples pode ser feito desde que haja disposição para uma transformação interior... A prática consiste em se imaginar recebendo a notícia de que tem apenas mais um ano de vida e a partir desta informação analisar se continuaria a viver da mesma maneira que tem vivido. Após 2 dias pensando nesta pergunta, tempo em que muito pode ser revisitado e transformado, prossegue-se o exercício agora pensando em apenas 1 mês de vida e assim por diante até chegar a apenas 3 dias para viver. Eu lhe pergunto, caro amigo desconhecido: sua vida, sua forma de pensar, de agir e de trabalhar seriam a mesma em que atualmente você se encaixa? Pessoas saudáveis vivem de forma plena, de modo que na eventualidade da morte contemplá-las, estariam prontas para abraçá-la em paz. O medo da morte raramente anda só e geralmente acompanha situações de apego (família, bens materiais, posição social), controle e necessidade de poder em que se pensa que alguma apólice poderia assegurar aquilo que é mais efêmero, a vida.

Martin Heidegger lembra que a partir do instante em que um homem vem à vida, ele já é velho o bastante para morrer. A falta de atenção ao tema do morrer é prejuízo social incalculável tendo em vista a realidade do fato. Genial neste sentido o trabalho feito no filme *Encontro Marcado* (*Meet Joe Black*), no qual Brad Pitt personaliza a morte que, humanizada, passa a ser apenas uma entidade cumprindo com seu papel "vital". Neste sentido, Saramago parece já tê-la visto quando comenta em *As Intermitências da Morte*: "a morte conhece tudo a nosso respeito, e talvez por isso seja triste".

Quem sabe um olhar mais atencioso a este tema possa despertar um pouco mais a piedade e a boa-fé daqueles irmãos que governam. Revestir-se das esperanças daqueles que votam e agir com coerência e pureza uma vez eleitos certamente é atitude daqueles que não temem o inevitável. Certa vez, uma moça da rua brincou que a morte leva pelo rabo, desde então penso: o que será daqueles que o tem preso?

Pobre ser humano! É fraco, seus compromissos são pesados, os tempos são duros e a vida é curta; porém, a viagem daqui para lá é inevitável e, se esquece de levar as provisões necessárias, certamente perecerá. Meditai sobre a gravidade da situação e a seriedade de nosso estado.

(Al Ghazali)

Caro doutor Ricardo.

Seu texto, que versa sobre a morte em favor da consciência de sua existência para nos ajudar no alcance de uma vida saudável, manifesta-se, de início, deveras inusitado. Porém, em sua leitura na íntegra, verifica-se que a proposta do tema tem sua razão de ser. A morte seria um parâmetro, um limite, para uma reflexão sobre a vida que se está vivendo e como ela poderia ser diferente, quando se atenta para a sua brevidade e sua inexorável finitude.

É preciso convir, entretanto, que, como salientou Guimarães Rosa, em Grande Sertão: Veredas, *"Viver é perigoso" e, por conseguinte, viver é correr riscos díspares. O que nos leva a considerar que a morte consubstancia esses riscos, queira-se ou não.*

Desse modo, entre pensar na morte e viver, esta tem primazia para a humanidade, ainda que, na maioria das vezes, de modo inconsequente, chamando pela morte.

Além disso, a morte que se apresenta como a maior entidade de representação democrática, não fazendo qualquer distinção em sua atuação, não admitindo inclusive jogos de cena, trapaças ou acordos, como exemplifica o filme O 7º Selo, de Ingmar Bergman. Hoje em dia, ela não só perdeu sua face medonha como ainda tornou-se corriqueira. Isso porque ela se espalhou de forma tão abrangente, em guerras localizadas, estradas, balas perdidas, assaltos, enchentes, desabamentos, desmoronamentos e tantas outras modalidades de sua eficácia, que nos acostumamos a ela de tal maneira, que só nos lembramos dela ou sobre ela refletimos quando nos atinge muito de perto, ou seja, em caráter individual. No mais, afastamo-nos, o mais rapidamente possível, com a ajuda em campanhas de solidariedade, não nos apercebendo, em todas as ocasiões, de qualquer motivo que a levou a levantar sua fantasiosa foice acompanhada do seu grito lancinante: Eu Mato!

Em estados de doenças terminais então, não sabemos lidar com ela, não ousamos nem questionar sobre o advento de tais estados, para uma prevenção futura, apenas nos desesperamos, entramos em pânico.

Assim, a morte nos afigura sempre soberana, não havendo nada mais a fazer senão usufruirmos, de modo exacerbado, entretanto, de tudo o que nos oferecem: carros, os mais sofisticados, casas e apartamentos, se possível cada vez maiores, aparelhos eletroeletrônicos de última geração, e coisas e quinquilharias supérfluas. Para isso, se o dinheiro não der, basta usar dos empréstimos que bancos, governo e financeiras oferecem num abrir e fechar de olhos.

É isso aí. No mais, só posso dizer que estou deveras satisfeito em tê-lo como "neto". Isto, para mim, é muito gratificante, inclusive por poder compartilhar de suas ideias e reflexões.

Abraços,

Mário

27 de abril de 2010

Doutor Ricardo,

Caro amigo.

Os poemas que você me mandou em ppt., foram, para mim, um belo presente. Já os gravei em CD para guardá-los e vê-los, afinal, eles apresentam uma arte visual que não só complementam o texto como o dignificam, tornando-o ainda mais belo. Veja-se o caso de Mário Quintana.

A propósito, o poema de Quintana não se reporta apenas à infância, mas, e principalmente, à recordação dela. Porém, não com aquele ranço de saudosismo, mas como memória, no caso memória inclusive sensitiva: "O azul irreversível persiste em meus olhos". Memória que, quer queira ou não, está em nós: é a nossa história, a história de cada um de nós. Tanto assim é que, no confronto com a realidade, reflete o poeta: "Não existe paisagem lá fora: somente cimento. O vento não mais me fareja a face como um cão amigo".

Assim é Mário Quintana, que volta e meia recorre a tons biográficos, mas sem querer endeusá-los, mas apenas para tocar o leitor com sua sensi-

bilidade, humanismo e humor refinado, aliados a seu coloquialismo perene que nos faz compreendê-lo de imediato, sem qualquer intermediação desnecessária. Exemplo disso é o seu célebre Poeminha, *ou, então,* O Vira-luas.

Em Mário Quintana há também, além de seu humor, um certo toque filosófico, uma reflexão, como em As covas, Loteria e Paraísos.

Mesmo quando trata da velhice ou da morte, permanece o mesmo ar galhofeiro, mas no fundo sempre paira seu tom filosófico, que nos leva à reflexão, como em Libertação *e* Um Velho Tema.

Por tudo isso, Quintana mostra-se como "a vida em poesia".

E tem também Oscar Wilde – outro humanista –, vibrante, incisivo contra a insensatez e o preconceito. Aliás, Wilde sofreu, na pele, por sua homossexualidade, o preconceito que lhe valeu nos tribunais processo e pena de reclusão e trabalhos forçados, quando, então, só e ensimesmado, escreveu a sua belíssima A Balada do Cárcere de Reading *(1898).*

Diferente de Quintana, ele apresenta-se como um dândi, com toda a sofisticação que lhe era permitida por sua condição social. Sofreu e nos faz sentir seu sofrimento. Com ele ganhamos, em repulsa, forças para objetarmos contra preconceitos, sejam eles quais forem.

Com isso, sensibilizamo-nos com o autor e nos modificamos, de maneira a tornarmo-nos melhores.

Há ainda, o poeta e educador dos nossos dias: Rubem Alves. Comunicador talvez como Quintana, mas sem talvez o seu brilho, entretanto, merecedor de nossa atenção, principalmente em termos educacionais. É autor já de extensa obra. Já vi em livrarias um stand só com seus livros em exposição.

O poema dele que você me mandou vi com interesse a informática como referencial ao tema. É muito interessante. É óbvio estar em patamar diferente de Quintana e Wilde. Mas, de todo modo, manifesta ser autor de respeito e consideração, principalmente tendo-se em vista o teor educacional de seus escritos.

É isso, doutor Ricardo, agradeço sua generosi-

dade e peço desculpas pela demora e pela extensão deste.

Até outra oportunidade, abraços sempre fraternos de Mário.

23 de maio de 2010

Senhor Mário!

Quanta coisa bonita!

Gosto muito do seu xará! Agradeço o belo presente que até então eu desconhecia!

Realmente começo a entender Confúcio quando ele fala:

"Não nasci com conhecimento, mas por gostar do que é antigo, apressei-me em buscá-lo."

Anexo um pequeno vídeo que fala sobre oportunidades na vida...

Um grande abraço e o desejo de que as rosas floresçam em vosso jardim!

Ricardo

04 de junho 2010

NEM MELHOR, NEM PIOR
(Concerto para flauta e harpa – Mozart)

A consideração e a identificação, Ouspensky alerta, são importantes causadores de confusão na sociedade moderna[52]. Quando se considera muito outras pessoas ou se identifica muito com elas e com o papel que representam, arrisca-se ter que abrir mão de valores próprios em favor de outros que podem inclusive contrariar princípios morais pessoais. A consideração a pessoas e a identificação com grupos, geralmente ligadas a carências e à necessidade de ser aceito, invariavelmente deformam o ser e acarretam no tempo situações de desgaste cuja origem raramente é reconhecida. Muitos que creem levar uma vida absolutamente normal, na realidade carecem de vida interior, visto se basearem no mundo exterior para a tomada de decisões existenciais.

É fundamental que a dimensão interior (di-

---
[52] OUSPENSKY, P.D. *Fragmentos de um ensinamento desconhecido: em busca do milagroso.* 9. ed. São Paulo: Pensamento, 1993, p. 93-94.

mensão do ser) e a dimensão exterior da vida (dimensão do ter) sejam alimentadas de forma balanceada. Equilibrar esses dois níveis do existir e conhecer suas aspirações mais profundas é a melhor forma de se prevenir dos efeitos muitas vezes deformantes da opinião de pessoas e grupos aos quais se pertence. A submissão que decorre da escassez de recursos interiores, relativos ao ser, guarda íntima relação com estados de ansiedade e depressão em vidas nas quais o ter é superenfatizado. A sociedade de consumo é muito jovem na história da humanidade e passará pelo natural amadurecimento em que o lucro a qualquer custo ou o lucro pelo lucro, apenas, serão repensados. É possível a concomitância entre lucrar e promover consciência ("saúde" financeira) conforme R. Kaku, presidente da Canon, advoga a partir do princípio do *kyosei* (espírito de cooperação). Segundo ele, as companhias passam por quatro estágios de evolução: puramente capitalista, destino compartilhado, comunidade local e servidora da humanidade. O crescimento compartilhado é superior em termos de saúde social e elevação da consciência pessoal[53].

Cada um mostra em cada atitude e exemplo pessoal o melhor que consegue fazer, sendo o melhor de alguns muito pouco em relação ao melhor de outros! Alguns humanos com níveis de consciência pouco desenvolvidos ainda acreditam que ganhar em concomitância à perda do próximo seja realmente uma vitória. Atualmente, a atitude com maior potencial de desenvolvimento social é do tipo ganha-ganha, ou seja, eu ganho e você ganha.

Deve ser evitada, na medida do possível, a tentação de apontar erros que se percebem nas atitudes dos que nos circundam. A atitude ideal se afasta muito desse comportamento e consiste em olhar para si, apenas para si, e corrigir em si mesmo o erro que eventualmente se enxerga no outro. A lipoaspiração do ego e o botox na autoestima são hoje muito mais necessários que o autoengano da ilusão plástica de se agarrar a aparências e valores efêmeros. Confúcio explicou assim:

---

[53] *Phisically challenged kids running race.* Disponível em: <www.youtube.com/watch?v=lD35EXkAHW0>

> Sou fadado a, mesmo enquanto caminho na companhia de dois homens quaisquer, aprender com eles. Imito as qualidades de um; os defeitos do outro, corrijo-os em mim mesmo.

Olhar para o erro alheio paralisa o processo de desenvolvimento pessoal, que fica bloqueado pela falsa impressão de ser melhor que o outro que julgo estar errando. Aprender a fazer o certo ao invés de apontar o errado é um caminho interessante. O próprio erro gera na vida de quem o comete uma perturbação estrutural tal, que inevitavelmente acaba promovendo a expansão da consciência para outro nível de percepção. Assim, errar também é importante desde que lembremos que "herrar é umano" e busquemos aprender com o erro prevenindo a reincidência. Sirvam as ações como guias e as palavras como chão e alimento para aqueles que as proferirem, conforme al-Rausî ensina:

> Deves procurar aquele que sentes poder reverenciar do profundo, aquele que te estimula com ações, não com palavras.

A necessidade de autopromoção ou de denegrir a imagem de outra pessoa deve ser vista com cautela, sendo essas coisas úteis para aprender sobre quem as pratica. A melhor autopromoção são as consequências dos atos pessoais, que falam por si só, não necessitam de aclamação. A política e seus pares constituem um campo de análise interessante, no qual, aos olhos da nação, representantes do povo mostram o melhor que conseguem fazer. São pessoas que podem ensinar muito sobre as fraquezas e sobre valores e virtudes que precisam ainda ser desenvolvidos em cada um de nós. Os políticos de uma nação representam a imagem clara da qualidade das pessoas desta nação, assim como dos valores das pessoas. Interessante nesse sentido as palavras de Ubaldi[54]:

> Desta maneira, um santo jamais poderá governar, mas apenas o indivíduo ou a classe que possui as qualidades e também os defeitos próprios da involução da maioria.

---

54 UBALDI, Pietro. *Ascensões humanas – O problema social, biológico, místico*. Rio de Janeiro: Editora Fundação Pietro Ubaldi, Obras completas de Pietro Ubaldi, Vol. 9, Cap. 21.

É preciso bastante esforço para melhorar e merecer programas que auxiliem a sair da proposta do "sempre mais...", e buscar o crescimento em que se aprende a realização na simplicidade e o contentamento com aquilo que já se possui, não mais com a expectativa do possuir. Enquanto se reconhece como sendo melhor ou pior, vive-se na prisão da comparação, classificação e julgamento constantes. A chave está em perceber-se diferente, condição a partir da qual melhor e pior se dissolvem na liberdade de expressar e no encontro com aquilo que é único e habita cada ser vivo constituindo a essência da mensagem a ser plantada.

Doutor Ricardo, caro amigo,

Mais uma vez peço-lhe desculpas pela demora em escrever-lhe. Desta feita, a culpa foi da pane ocorrida no meu computador. Fiquei um bom tempo sem poder utilizá-lo, o que provocou atraso no atendimento de todos os meus compromissos.

O power point que você me mandou, ao mesmo tempo que se reveste de uma beleza estranha, traz uma decifração – se é que ela existe – bastante complexa, o que de certo modo é bom, uma vez que envolve mutiplicidades de visões e olhares. Para mim, apenas vi o embate entre o homem e a natureza, mas em favor da imaginação. Mas esta é apenas uma visão particularizada: a minha.

Para complementar esta introdução, tomo a liberdade de enviar-lhe o texto a seguir (Gramática da Felicidade, *de Mário Quintana*), para sua leitura nos intervalos das "considerações" – que enfado – da Copa na África.

Abraços, Mário

19 de junho de 2010

Caro senhor Mário,

Agradeço a viagem no tempo que o senhor me proporcionou em sua mensagem! Quintana revisita a proposta Crística da possibilidade do encontro que existe no presente do indicativo, assim como da depressão no passado e sua irmã gêmea, a ansiedade, no futuro.

Convido-o, senhor Mário, nas imagens anexas a vislumbrar, numa analogia, o tecido oculto que nos antecede na leitura convencional da ciência contemporânea...

Anexo ainda um "anônimo" no qual o autor compartilha a inconformidade com a impossibilidade comum do impedimento da expressão do livre pensar, com ênfase na família. Creio que o texto é irmão de Osman Lins (O Estado de S. Paulo – Jornal da Tarde – 24 de julho de 1976) com o qual o senhor me trouxe mais luz quanto à necessidade do cuidado constante da frágil semente do livre arbítrio!

Quanto à Coralina (Folha de São Paulo – Folhetim – 10 de junho de 1984) me restrinjo a confessar o prazer da viagem sinestésica proporcionado pela mensagem e prossigo sua proposta cedendo lugar a Rubem Alves na sua complicada arte de ver.

Por gentileza, que o prazer desta troca não se contamine pela realidade de Kronus e suas ciladas tecnológicas, seja antes seu deus Kairós, para que não percamos a presença do divino, que, entendo eu, fez a opção eterna pelo presente do indicativo.

Abraço de alma, Ricardo.

28 de junho de 2010

A FAMÍLIA FORMA OU DEFORMA?

(*Elegy of the Uprooting* – Eleni Karaindrou)

Raros são os que, ao ouvirem família não pensem: meu pai, minha mãe, minha irmã, meu irmão, minha avó, meu avô, etc. Pensar família sem o pronome possessivo gera sensação de estranheza. Que a estranheza não seja obstáculo para nos remetermos aos primeiros ancestrais, origem comum da raça humana de onde nós, irmãos e coloridos descendentes surgimos. Olhar pelas janelas do rosto ou do carro ou de casa e reconhecer naquele que se apresenta um irmão, é um exercício que todos devem tentar um dia desses. Assim se faz possível uma aproximação mais real do significado profundo da ideia de família. A família pronome é convencional, visto se associar fortemente à ideia de uma convenção genética (vide as buscas por paternidade por exames de DNA), enquanto a família humana se aproxima da ideia do ancestral comum ao qual todos estamos ligados e mais profundamente à ideia da origem comum cósmica que fundamenta o universo que nos permeia e circunda, vide as palavras de Ney Matogrosso em *O Mundo*[55].

Ao discutir família, é importante também repensar as ideias de ser mãe ou de ter um filho; situações aparentemente próximas, mas diametralmente opostas e que apenas eventualmente se tocam nas raras famílias abençoadas por pais saudáveis e conscientes do sacerdócio da educação e do amor[56].

Mas na mesma medida em que relutamos em reconhecer no outro seu parentesco conosco, seja ele simbolizado em Adão e Eva ou na *Australopithecus afarensis* Lucy, a família pronome prossegue em seu inexorável aprendizado do educar. Entenda-se aqui o termo "educar" nas suas duas direções e, portanto em sua plenitude, "educa-

---

55 *O mundo.* Disponível em: <www.youtube.com/watch?v=Tan8G8LB5wY>
56 *Ser mãe x Ter um filho.* Disponível em: <www.youtube.com/watch?v=olYagxhl9sg&feature=mfu_in_order&list=UL>

Parte 2 - A FAMÍLIA FORMA OU DEFORMA?

re" (conduzir, guiar, orientar) e "educere" (fazer sair, extrair, dar à luz). O predomínio do "educare" sobre o "educere" gera todos os tipos de dificuldades no processo de autoconhecimento e de significação existencial, tema estudado em vasto capítulo na mitologia assim como nos tratados de psicologia e psiquiatria.

Desde o oriente, onde Arjuna (guerreiro que representa cada um em sua vida pessoal) enfrenta sua própria família na batalha de Kurushetra, até o ocidente, onde Édipo cumpre a predição do oráculo se libertando de pai e mãe, o processo de reorganização individual após a experiência familiar é reconstituído continuamente nos dias atuais. Apesar da corruptela freudiana fortemente associada à sexualidade, o mito de Édipo desperta a semente essencial da necessidade de libertação das amarras familiares, necessária para uma vida plena. Jesus toca nesse ponto quando pergunta: "Quem é minha mãe e quem são meus irmãos?".

Um dos primeiros passos para a libertação do tecido ilusório de sustentação social diz respeito a se perceber enquanto membro da grande família humana. Toda grande caminhada começa com um passo, mas esse passo em especial não é tão elementar. As atitudes pessoais naturalmente passam por um tipo de refinamento quando se percebe a família em cada pessoa que se encontra no dia a dia. Na mesma proporção desse refinamento ocorre uma libertação pessoal de muitas situações e contextos que deixam de existir pela simples mudança na forma de encará-los.

Na educação, é comum que deformidades comportamentais presentes nos pais invariavelmente se reflitam nos filhos. Um olhar atento mostra que filhos não aprendem o que os pais ensinam, senão o que os pais fazem e como eles se comportam. Todo tipo de carência vivenciado pelos pais é compensado nos filhos sendo muito trabalhosa *a posteriori* a faxina na vida pessoal de forma a resgatar a pureza original. A principal manifestação carencial diz respeito ao próprio apego à estrutura familiar do tipo pronome e, consequentemente, o afastamento da estrutura familiar enquanto humanidade. Em segundo lugar, aparecem as manipulações emocionais e os abusos compensatórios de fundo financeiro com as consequentes influências deformantes sobre o psiquismo em formação do jovem adulto.

Mário Quintana exorta os pais a promoverem a adultificação e evitarem a adulteração dos filhos. Importante é aprender com as crianças, receber o ensinamento que já vem com elas para a vida presente e tão necessário para nosso crescimento. Pais que não atrapalham já estão ajudando. Quintana sabia que a criança já nasce sabendo recitar e aprendeu com elas.

A dificuldade com limites, natural às crianças, indica a semente do potencial de coragem e superação que elas apresentarão quando adultas. Nessa medida é necessária maestria para formar sem deformar, nutrir sem engordar e amar sem mimar. O mimado é desgraça social, prejuízo para a família maior. Nunca entendi bem o porquê de muitos estudantes de outros países buscarem estudar em universidades distantes de sua família e cidade natal, e me pergunto se isso teria algo a ver com questões ligadas a antigos rituais de iniciação ou mesmo à tentativa de minimizar a influência da família pronome e maximizar a da família humana.

Se o afastamento saudável é desejável, o afastamento extremado é tenebroso. Exemplo disso é encontrado em uma mensagem que circula pela Internet sobre a redação de uma aluna do primeiro grau sobre o tema: "O que você gostaria de ser?". No texto, a criança, que gostaria de ser uma televisão, discorre sobre as inúmeras vantagens do aparelho na medida em que recebe toda atenção da família, sendo disputado por todos em detrimento de um tempo de conversa e partilha de qualidade. Conheço pais, não poucos, que por serem ocupados demais sentem alívio quando seus filhos se transformam em telespectadores ao invés de leitores, escritores, questionadores ou apreciadores de música. E você gostaria de ser uma televisão?

Doutor Ricardo.

O "anônimo" mais uma vez se surpreende com seus inequívocos questionamentos. Desta feita, então, ao buscar a família e suas implicações como tema, vislumbra de modo extremamente diferencial o conceito de família, com o infalível pronome possessivo, e a família humana. Aquela, particularizada, não vai além de alguns poucos membros, sob os quais mantém não só uma hierarquia como também um quase domínio absoluto, porém, sempre sob uma capa de "formação", a qual, lamentavelmente, na maioria das vezes, gera deformação, em graus variáveis e irresolutos. A outra, família humana, a qual todos nós pertencemos, é infinitamente maior e mais abrangente, trazendo inequivocamente em suas trocas de informação e experiência um cabedal educacional e cultural deveras maior e melhor do que a outra família do tal pronome.

Em que pese toda sua vantagem, esta família humana pode até ser admitida, teoricamente, mas, no dia a dia, na prática, não só sua existência manifesta uma sensação de estranheza como apresenta-se, de todo modo, talvez, de impossível admissão em nossos dias, pois infelizmente tudo tem levado a não se reconhecer o outro como nosso membro familiar natural.

Com isso, as injunções econômicas e sociais cada vez mais se avolumam e a família, ainda que desmantelada hoje, ainda mais do que ontem, procura exercer seu domínio em grau cada vez maior, aproveitando-se da expressiva inoportunidade de seus membros fora do núcleo familiar.

Tal situação vem impedindo e atrapalhando o livre voar dos seus membros, atingindo principalmente o pensar e o crescer deles, em desfavorecimento, portanto, ao seu nível educacional e cultural e, por conseguinte, à plenitude existencial deles no mundo moderno.

Entretanto – alvíssaras! –, tudo faz crer que a simples amostragem – como, aliás, faz o "anônimo" – de que a simples exposição da existência da família humana, em contraposição à família pronominal possessiva, em favor da formação de seus membros, pode manifestar-se fundamental e é sempre bem-vinda.

Por esse lado, o excelente texto do escritor e educador, Rubem Alves, é exemplar por expor de maneira brilhante em sua textura com poemas de vários outros autores, que a "arte de ver", que difere fundamentalmente do "olhar" fortuito, ligeiro, descompromissado, vagabundo, também nos faz questionar, e muito, como aliás o faz o "anônimo" em seu breve texto, sobre a formação e contribuição do livre pensar, e agir.

Esse laço entre os dois textos abarca a visão indispensável à aprendizagem e compreensão da vida em vários de seus meandros, inclusive o familiar em causa.

Em agradecimento, só me resta, por ora, reproduzir os poemas de Bertolt Brecht, Algum Dia, Quando o Tempo Chegar, Petição das Crianças, No Alvorecer do Novo Dia, *e compartilhar a troca sempre benfazeja.*

Com o abraço fraternal e de amizade.

Mário

13 de julho de 2010

Caro senhor Mário,

Agradeço a possibilidade de me aprofundar, a partir de seu olhar sensível, nos pequenos textos que lhe envio, principalmente por me mostrar o que eu mesmo não havia notado!

As poesias anexas invariavelmente me preenchem onde as palavras faltaram, de modo que chego a sentir como se eu estivesse me relendo como outra pessoa. Outra pessoa em quem respeitosamente reconheço com clareza a vossa presença indissociável.

Voltei de férias e escrevi mais um pequeno texto! Achei que ficou meio diferente... talvez meio abstrato, não sei... Quem sabe algum efeito relacionado a um mês afastado do sofrimento dos pacientes e aproximado da acolhida pela natureza do sul de Minas Gerais. Encaminho para que o senhor possa me ensinar um pouco mais...

Obrigado pela caminhada, irmão.

Ricardo Leme

06 de agosto de 2010

PINTANDO O INVISÍVEL COM O SILÊNCIO

(*Meditação de Thaís* – Jules Émile Frédéric Massenet)

O termo invisível, tentativa de traduzir a ideia de algo impalpável, talvez seja melhor compreendido como tudo aquilo que não seja captado pelos cinco sentidos. Isso porque o desenvolvimento da humanidade mostra nitidamente que cada vez menos os olhos são os verdadeiros portadores da visão. Pelo contrário, os olhos se mostram cada vez mais como órgãos de prisão, morte, comércio, preconceito, limitação e julgamento. Após a queda, os olhos foram a primeira parte do corpo a ser envenenada, conforme os poemas sagrados narram. Rubem Alves lembra que órgãos de carinho transformaram-se em ferrões e que quando homens e mulheres descobriram o embaraço da diferença, esconderam-se...

Essas ideias não são novas e certamente você, amigo desconhecido, já percebeu em sua vida sinais e passagens em que isso se mostra. Faça uma pausa e busque na memória, se puder, uma circunstância em que seus olhos foram ferrões...

Certamente você leu a obra de Saint-Exupéry, *O pequeno príncipe*, e recorda:

> Eis o meu segredo. É muito simples: só se vê bem com o coração. O essencial é invisível aos olhos.

Perguntava-me em pensamento, outro dia, o que um oftalmologista com doutorado, pós-doutorado e livre "indecência" titulada falaria disso... No entanto, cada vez mais ciência e arte se aproximam, a despeito daqueles que insistem em dizer, valorizar ou tentar impor uma em detrimento da outra, geralmente com propósitos pouco nobres e eventualmente doutrinadores.

A arte é a mãe do despertar dos órgãos dos sentidos interiores, e a ciência com a foice da certeza classifica e cristaliza aquilo que a arte propõe e abençoa. Arte e ciência são extensões dos órgãos dos sentidos, e permitem que a humanidade adentre o campo do desconhecido, do mistério e do invisível com uma forma de perceber ainda pouco familiar aos seres humanos. Nesse sentido fala Exupéry quando exorta que só se vê bem com o coração. Fundamentalmente e profanando a poesia, perceber os olhos do coração é encontrar os olhos da alma. Ora, será que é por isso que quando envelhecemos a visão se deteriora? Porque ela passa dos olhos para o coração?

A designação, de origem grega, de "átomo" (o que não pode ser cortado, indivisível) para explicar a natureza da matéria se mantém hoje, mesmo sabendo-se da infinidade de partículas e subpartículas que o compõe. Os antigos falam que no coração reside algo invisível aos olhos e à ciência convencional, ao que deram o nome de átomo-semente. Assim, a tradição conta que cada um de nós traz em si tudo aquilo que já viu e que já sabe, inclusive o que para outros pode ser considerado "invisível".

Por isso, a sabedoria oculta na etimologia das palavras ensina que saber algo é saber de cor, assim como coragem significa agir com o coração e recordar é buscar no coração aquilo que já se sabe. *Cor*, do latim, significa "coração". Saber de cor é acessar a verdade interior que não nega o mundo exterior, mas que gera uma tensão responsável pelo processo de criação em cada um de nós.

    A contrapartida é a palavra demente. Não sabemos de mente. Aliás, demente é um ser que não teve suas qualidades neurossensoriais bem desenvolvidas. Você, amigo que lê, conhece o mundo ao redor de cor ou de mente? Saber de cor é ser decorador, saber de mente é mentir para si mesmo, é diminuir as possibilidades, é matar o invisível. Não percebe, entretanto, que matando o invisível mata a si mesmo ao se perder nos limites de seus sentidos inferiores. Sentidos que não são menos, mas insuficientes quando não guiados pelos sentidos que veem onde os primeiros são cegos.

> Pode porventura um cego guiar outro cego?
> Não cairão ambos no abismo? (Lucas, VI)

> Mestre, quem pecou para que este homem nascesse cego, ele ou seus pais? (João, IX)

Visível e invisível são coisa única, mistério que nos remete à união primitiva... Outra forma de perceber isso é olhando para o universo do som. As palavras existem apenas em nosso interior. Entre pessoas que conversam, o fenômeno físico é apenas ar em vibração. A palavra não existe fora de quem fala e nada garante que o entendimento que chega aos ouvidos de quem escuta seja o mesmo que partiu do interior do ser que fala. Este universo invisível aos sentidos deve sempre ser considerado quando nos expressamos.

O silêncio é irmão do invisível. Existe um silêncio passivo em que o "fazer nada", que alguns chamam ócio, proporciona. Apesar de aparentemente simples, este estado é de alta complexidade e consiste em uma das portas para adentrar o invisível. Alguém que se coloque em estado de silêncio passivo, naturalmente, após alguns minutos, vai penetrar no universo de seus ruídos interiores. Ruídos interiores comumente se acompanham de imagens, como se uma tela mostrasse aquilo que no íntimo não silencia.

Qual imagem seu interior forma a partir da tinta do silêncio?

Como você explicaria o que é som para uma pessoa com deficiência auditiva?

Como explicaria a luz para uma pessoa com deficiência visual?

Algumas perguntas não nascem para serem respondidas com palavras, mas com atitudes. Nesse sentido, Helen Keller, cega e surda de nascença, guarda em seu exemplo de vida a autoridade que a experiência coroa.

As melhores e mais belas coisas do mundo não podem ser vistas nem tocadas, mas o coração as sente.

Doutor Ricardo,

As férias – imagino –, no sul de Minas, próximo à natureza e obviamente sob um teto de céu estrelado, só lhe poderiam dar azo a escrever um texto como o Pintando com o silêncio.

O seu texto – ainda que pequeno –, versando sobre o entendimento de como traduzir o invisível com o silêncio, de promover o despertar dos órgãos dos sentidos não pelo seu uso comum, mas com a profundidade necessária que eles precisam ter para abarcar as pessoas, os acontecimentos diários, enfim, o mundo, e a si mesmo – como ser humano – em sua complexidade, é realmente profundo e de enorme grandeza.

A começar pelo silêncio – que, segundo os antigos, é ouro, isto é, valorizado como tal, não há nada melhor para o conhecimento. Ele é o que nos possibilita a reflexão, a introspecção, a compreensão melhor de nós mesmos e dos outros, além de nos habilitar a ver o essencial e sua profundidade e sua inteireza em sua completude, fora, portanto, da simples observação ou entendimento, de juízos falsos ou preconceitos levianos.

A propósito, na dita pós-modernidade em que vivemos, o silêncio foi alijado de modo sem precedentes na história humana. Hoje, o grande herói é o barulho. O silêncio se restringiu – parece – apenas àquele cartaz nos hospitais que pede "Silêncio", ou então, nos gritos de "Silêncio" do professor à balbúrdia dos alunos em classe. No mais, que tragédia! Cadê o silêncio? Principalmente, depois do telefone celular, que marca sua presença em todos os lugares, seja ele proibido ou não. A invasão do barulho é tamanha que até nos cultos religiosos, hoje, ele está instalado sofregamente, impedindo a transcendência, a contrição, o respeito que o lugar e o culto ensejam. Nos ritos fúnebres, também implementaram, por ocasião da baixa da urna funerária à sepultura, palmas, cantos, vivas e outras manifestações, em homenagem ao falecido, afastando de vez as preces, as lágrimas e a dor da perda, tudo tão necessário ao enfrentamento e à superação do infausto acontecido.

Mas – o que é pior – hoje, com todo o barulho

ao redor – sirenes de todos os tipos e para todos os gostos, alto-falantes, música nas alturas em carros, supermercados, shoppings, danceterias, em "raves", – tudo nos leva a crer que os humanos pretendem se esconder do mundo lá fora, das pessoas, enclausurando-se em si mesmos, para não pensar, não ouvir o outro, os seus gritos de socorro, e não ver o que se passa além do nariz para, assim, isentar-se de tomar partido ou posição, não sujar as mãos em favor do que quer que seja. Enfim, não apenas não usar os seus cinco sentidos, como também não ouvir o "coração, cujas razões a própria razão desconhece" como afirmou um poeta.

É justamente isso que clama o poeta Vinicius de Moraes em seu poema, segue um trecho:

A mais dolorosa das histórias

Silêncio, façam silêncio
Quero dizer-vos minha tristeza, minha saudade
E a dor, a dor que há no meu canto...
(...)
Minha amada partiu, partiu
Ó grande desespero de quem ama

- 209 -

Ver partir o seu amor...

Afinal, também como canta Cecília Meireles, em seu poema:

Canção do Carreteiro
Dia claro, vento sereno,
Roda, meu carro
que o mundo é pequeno.

Quem veio para esta vida,
tem de ir sempre da aventura:
Uma vez para a alegria,
Três vezes para a amargura.

(...)

Riquezas comigo levo.
Impossível encobri-las:
Troquei conversas com o eco
E amei nuvens tranquilas.
Dia claro,
de onde e de quando?
Roda, meu carro,

pois vamos rodando...

Assim, na sequência de nossa caminhada pelos desvãos desse mundo interior, caro amigo Ricardo, vamos rodando...

Abraços,

Mário

15 de agosto de 2010

Caro senhor Mário,

Sensação de surpresa me invade de maneira especial nos últimos ensinamentos, generosos aprofundamentos sobre as pequenas reflexões que compartilho! Trocar conversas com o eco... Sinto-me um pouco o jovem Kappus recebendo de Rilke o perfume alquimizado, familiar ao naturalmente autorizado... Desde suas últimas palavras fiquei a pensar, e me desculpe se o fiz em silêncio, a respeito da possibilidade de quando eu publicar os textos que lhe envio (caso sejam aceitos para tal), poder fazê-lo de forma a intercalar a experiência temporal de nossa partilha. A graça de poder ser visto pelo olhar que escuta e pelo ouvido que vê ressignifica e vivifica muitas, se não todas, as ideias que brotam tanto quando escrevo, quanto quando digito.

Envio-lhe mais um pequeno texto, o qual encaminhei para a editora do jornal da coluna do anônimo esse mês... Gostarei muito se esses pequenos textos que objetivam um despertar para o viver saudável puderem ser acrescidos da grande-

za de sua experiência e generosidade.

Um abraço de neto,

Ricardo

01 de setembro de 2010

ÓCIO, CONSCIÊNCIA E SAÚDE

(*Rapsódia Sueca* – Hugo Alfvén)

Mais tempo trabalhando é sinônimo de maiores ganhos? Há quem veja aí uma armadilha sutil sustentada por lógica primária e fadada em geral ao desapontamento. Estresse e diminuição do tempo livre andam de mãos dadas. Trabalhar com moderação gera ganho relativo superior, assim como maior potencial de realização e felicidade vivenciada. É fundamental o tempo de saborear as conquistas, caso contrário elas podem se transformar em degraus para o abismo do nada, ou apenas outra forma de vício, já encontrado entre aquelas pessoas que não conseguem relaxar, pois se viciaram em trabalho.

> Não é o muito saber que sacia e satisfaz a alma, mas o sentir e saborear as coisas internamente.
> (Inácio de Loyola)

Fonte geradora de estresse social, à semelhança do trator que arrasta a terra por onde passa, esse viciado arrasta a todos os que estão à sua volta tentando impor seu comportamento, gerando perturbação em pessoas saudáveis que por ignorância se aproximaram deste ser em processo temporário de desequilíbrio interior. Domenico De Masi explora em sua obra o ócio e seus efeitos na manutenção da saúde e como ferramenta de estímulo ao potencial criativo.

Existem várias situações evitáveis, ciladas que conduzem ao empobrecimento, consequentes a contextos relativos ao tempo perdido. Há ainda quem pense em riqueza como posses materiais! Não percebe que rico é aquele que tem tempo, e milionário aquele que o mesmo tempo transcorre com liberdade e com qualidade. Veja o pescador e o empresário[57]! É nesse espaço de liberdade temporal que a saúde pode ser cultivada e a vida significada e plenificada.

O termo felicidade interna bruta (FIB), criado

---

57 *O pescador e o empresário.* Disponível em: <o-grande-nada.blogspot.com/2006/11/histria-do-pescador_18.html>

pelo rei do Butão, em 1972, é outro exemplo perfeito disso. Em contrapartida aos modelos convencionais baseados no crescimento econômico, o conceito se sustenta no princípio do simultâneo desenvolvimento espiritual e material de uma nação, sendo seus fundamentos:

1. Promoção de um desenvolvimento socioeconômico sustentável e igualitário;
2. Preservação e promoção dos valores culturais;
3. Conservação do meio ambiente natural;
4. Estabelecimento de uma boa governança.

A falta de tempo, fundamento da pobreza, é o principal fator responsável pelas situações conhecidas como "doenças do mundo moderno". Se um dia a corrente e a chibata foram sinônimos de escravidão, hoje o relógio cumpre papel social semelhante, silenciosa e metodicamente. Esse tema abordado de forma genial em *Momo e o Senhor do Tempo*, de Michael Ende, desperta o olhar para algo óbvio e fundamental no momento presente.

O livro conta sobre uma menina abandonada a quem todos queriam ajudar, mas acabavam ajudados por que ela possuía algo raro entre seus vizinhos. Esse algo, nada mais que tempo livre, ela usava para escutar as pessoas, que se curavam na medida em que eram escutadas.

Ser escutado e poder falar de si próprio com alguém que se importa constitui a base de várias linhas terapêuticas. Além disso, quando alguém fala de si ao mesmo tempo pode se escutar e promover mudanças com base nesse movimento. Falar traz para fora a realidade interior desorganizada, favorecendo uma melhor compreensão e reorganização daquele que se expressa.

Se falar de si leva ao aprofundamento e melhor conhecimento, a dificuldade em fazê-lo é importante fator gerador de desintegração, visto que desvia a atenção para assuntos relativos à vida alheia. Falar do outro em sua ausência é um grande mal atual e gera esvaziamento interior com importantes repercussões sobre a saúde dos praticantes. As atitudes de bisbilhotar e especular são atalhos para se tornar presa fácil de um modelo de sociedade baseado em consumo.

É comum que a imagem de pessoas famosas seja associada a produtos e lugares, estimulando aqueles que as têm como referencial de conduta ou de beleza a imitarem seu comportamento. Em uma população com desnível social e educacional grandes, isso pode bloquear o desenvolvimento de uma autoestima saudável, que é a base para o sucesso social. Muitos sequer perguntam se realmente necessitam de objetos como um chinelo assinado ou com a foto de tal personalidade, o que dobra, quando não triplica, o preço do produto. A questão financeira é importante em nosso meio e orientar os menos favorecidos é crucial na prevenção de situações relacionadas à desintegração familiar e à escravidão das prestações e dos juros. É preciso aprender a expandir o conceito de saúde além do pessoal, englobando também os níveis familiar, social e econômico. Uma população socialmente desnivelada é geradora de doenças que repercutem sobre os próprios idealizadores. Seu carro é blindado?

A bexiga nova oferece uma resistência grande quando o ar é assoprado em seu interior na primeira tentativa. Observe que após a primeira enchida, quando esvaziada, a bexiga nunca mais volta ao seu tamanho inicial, fica mais dilatada. A consciência funciona de forma semelhante, nunca mais volta ao seu tamanho inicial uma vez desperta. A transformação pessoal promovida por informações de qualidade é fundamental para o buscador da saúde, e ocorre de forma quase imperceptível. A sabedoria popular sugere que usemos o passado como trampolim e não como sofá. A rigidez de pensamento e a dificuldade de adaptação podem estar, conforme vasta literatura sugere, diretamente relacionada à maior predisposição para adoecer. A vida é um processo constante de transformação e, nesse sentido, mesmo as doenças podem ser vistas sob uma perspectiva mais positiva e integrativa.

Um olhar mais profundo mostra, em alguns casos, a doença como a grande oportunidade que a pessoa tem de rever uma atitude que não conseguiu mudar de forma alguma, pois se sentia confortável vivendo daquele modo. Assim, vale a pena repensar se a doença deve ser combatida ou compreendida e vivenciada da forma mais plena possível. Se um dia você adoecer, espero que não, faça a pergunta: por que eu quero recuperar a saúde? Caso a resposta seja para voltar a viver a vida como vinha vivendo, preocupe-se... A doença é um convite a repensar o viver, aproveite-o! As situações de estresse e doença são como sinalizadores que se compreendidos e incorporados podem promover uma recuperação mais natural e produtiva para a vida de cada pessoa.

Doutor Ricardo

Segundo os antigos: "o trabalho enobrece o homem". E mais, o homem para conquistar o casamento deveria ter duas qualidades indispensáveis: ser honesto e trabalhador. Dentro desses parâmetros, obviamente, a senzala deveria estar cheia de nobres. Afinal, ninguém trabalhava tanto e pesadamente como a escravaria.

Ora, quem fugisse dessas medidas, claro, era indolente, preguiçoso e malvisto por toda a sociedade. Como, aliás, acontecia com o homem rural – o tal do Jeca Tatu (personagem de Monteiro Lobato), que vivia acocorado, esfalfado de tantos vermes corroendo-lhe as entranhas, devido principalmente à ausência de saneamento básico nas regiões brasílicas.

Em outros casos mais citadinos, como em São Paulo, a indolência e a preguiça eram apenas uma representação: um modo de fugir à imposição das regras sociais massacrantes, principalmente no que diz respeito ao trabalho, como é o caso de Macunaíma (personagem de Mário de Andrade), que preferia "brincar" (fazer sexo) com as cunhãs, a submeter-se às imposições de um trabalho penalizante que nada acrescentaria a ele como ser humano. Era assim um "herói sem caráter". Ou ainda, usar da malandragem para conseguir um prato de comida ou alguns trocados para continuar dando sobrevida a si ou a outros, como acontece com João Grillo (personagem de O Auto da Compadecida, *de Ariano Suassuna).*

Fora eles e outros personagens do mesmo naipe, o desenvolvimento social veio a demonstrar outras particularidades do trabalho e seu agente, a saber: a sua insanidade, seu caráter alienante, como mostra Charles Chaplin, em seu famoso filme Tempos Modernos, *no qual o homem se apresenta como um simples complemento da maquinaria, no caso, apertando parafusos. E até mesmo sua improdutividade.*

Assim, em que pese a evolução da sociedade, o trabalho, de maneira geral, apresenta-se ainda como um castigo, uma penalidade, a que o homem tem de se submeter ou cumprir em seu trajeto pela vida, não oferecendo, dada a sua própria natureza impositiva, oportunidade para o carpe diem, proposto por Horácio.

Como tal, quanto mais se trabalhar, mais rapidamente se conseguirá alforria para, com mais dinheiro, gozar do tão sonhado ócio (do dolce far niente, italiano) ou mesmo de uma boa aposentadoria, almejada desde os primeiros tempos de trabalho, porém mero sonho infrutífero.

Esse puro e ledo engano se avoluma, cada vez mais nos dias de hoje, quando o consumismo e o status lhes encapsulam como uma camisa de força da qual não se podem livrar.

Dessa rede de emaranhados, em que se juntam falta de tempo, de lazer, de aculturação, de relações sociais efetivas e afetivas, o ócio e o lazer não têm guarida, nem mesmo para um "Ai, que preguiça!".

Com isso, assomam as "doenças do mundo moderno", estresse, pressão alta, enfartes, colesterol alto, etc. Talvez, daí, possa surgir consciência imprescindível à recuperação de uma vida saudável, caso ainda haja tempo, pois, na maioria das vezes, é tarde demais, a vida já se foi brusca ou lentamente.

Desse modo, podemos dizer como o poeta Francisco Otaviano: "Passou pela vida e não viveu".

Para melhor ilustração do aqui dito, ou talvez, do não dito, fragmentos do poema Agora quero cantar, de Mário de Andrade:

> Agora quero cantar
> Uma história muito triste
> Que nunca ninguém cantou,
> A triste história de Pedro,
> Que acabou qual principiou.
>
> Não houve acalanto.
> Apenas
> Um guincho fraco no quarto alugado.
> O pai falou,
> Enquanto a mãe se limpava:
> – É Pedro.
> E Pedro ficou.

Ela tinha o que fazer,
Ele inda mais, e outro nome
Ali ninguém procurou,
Não pensaram em Alcibíades,
Floriscópio, Ciro Adrasto
Que-dê tempo pra inventar!
– É Pedro. E Pedro ficou.
(...)
Com a terceira namorada,
Na primeira roupa preta,
Pedro se casou.
E logo vieram os filhos,
Vieram as doenças... Veio a vida
Que tudo, aplainou.
Nada de horrível, não pensem,
Nenhuma desgraça ilustre
Nem dores maravilhosas,
Dessas que orgulham a gente
Fazendo cegos vaidosos,
Tísicos excepcionais,
Ou formando Aleijadinhos,
Beethovens e heróis assim:
Pedro apenas trabalhou.

Ganhou mais, foi subindo,
Um pão de terra comprou.
Um pão apenas, três quartos
E cozinha, num subúrbio
Que tudo dificultou.
Menos tempo, mais despesa,
Terra fraca, alguma pera,
Emprego lá na cidade,
Escola pra filho, ofício
Pra filho, um choque de
Trem, inválido ficou.
– Sono! Único bem da vida!...
Foi essa frase sem força,
Sem história natural,
Sem máquina, sem patente
De invenção, que por derradeiro
Pedro na vida inventou.
E quando remoendo a frase,
A noite preta chegou,
Pedro, Pedrinho, José,
Francisco, e nunca Alcibíades,
Um sono bruto anulou.

Por trás da morada nova
Não tinha serra nenhuma,
Nem morro tinha, era um plano
Devastado e sem valor.
Mas um dia desses, sempre
Igual ao que ontem passou,
Pedro, João, Manduca, não
Se sabe por que, Antônio,
Para o plano se voltou:
– Talvez houvesse, quem sabe,
Uma vida bem mais calma
Além do plano que pensou.
Havia, Pedro, era a morte,
Era a noite mais escura,
Era o grande sono imenso;
Havia, desgraçado, havia
Sim, burro, idiota, besta,
Havia sim, animal,
Bicho, escravo sem história,
Só da história natural!...
Por trás do túmulo dele
Tinha outro túmulo... Igual.

É isso aí, caro amigo doutor Ricardo.

O tema dá pano para diversos embates e reflexões, mas o que vale, como bem expressou seu artigo, é que ele serve, e muito, para alertar sobre doenças com ênfase à busca de qualidade de vida, com vistas inclusive ao ócio criativo, embora, caro amigo, este seja privilégio de poucos, ou melhor, de pouquíssimos – o que é de se lamentar.

Abraços,

Mário

13 de setembro de 2010

Caro Senhor Mário

Mais uma vez agradeço a preciosidade de seus riquíssimos comentários e adendos poéticos que preenchem os espaços vazios surgidos na prosa que proponho. Encaminho uma entrevista na TV que participei no mês passado após um evento na Faculdade de Medicina de Itajubá, (www.videolog.tv/video.php?id=570555) e também outro anônimo...

Interessante! Nesta última semana me lembrei do senhor... Cedi lugar a um menino de 85 anos no ônibus que descia a Avenida Lins de Vasconcelos em direção ao Hospital Y, por acaso onde nasci aos 12 de junho de 1968, às 20 horas. Curioso, no entanto, a surpresa de ser um daqueles casos raros de crianças em corpos antigos. A luz do olhar era azul do céu e o sorriso daqueles que esquentam o coração! Nem hesitei, saquei meu Quintana da mala e recitei para ele.

Quantas vezes a gente, em busca da ventura,
Procede tal e qual o avozinho infeliz:
Em vão por toda parte, os óculos procura,
Tendo-os na ponta do nariz!

Ele vibrou, gostou e retribuiu, abriu a bolsa e me entregou uma folha com os nomes de todas as peças de teatro que ele redigiu até hoje! No topo da folha do xerox um texto de Brecht, o qual ele fez questão que eu lesse.

Há homens que lutam dias,
São bons.
Outros lutam um ano,
São muito bons.
Alguns lutam vários anos,
São melhores.
Mas há os que lutam
A vida inteira, são
Imprescindíveis.

Seu nome é Nelson Infanti... Entendi tudo, sou apreciador da etimologia, professora no silêncio... Mora no Sacomã, altura 1,66 metro, 67 quilos. Manequim 46, calça 44, sapato 40, camisa 2, conforme está escrito no papel que ganhei. Me perguntei depois, quando não mais podia fazer a ele, mas ainda enlevado pela vibração sublime daquele ser, se vocês dois não se conheceriam?

Espero que o senhor esteja bem e também que o tempo lhe seja generoso!

Um abraço de coração,

Ricardo

05 de outubro de 2010

PASSADO, PRESENTE E FUTURO – QUEM SÃO SEUS HERÓIS?

(*Ária da Corda Sol* – J. S. Bach)

Este momento que me constitui,
Passado é o que fui,
Futuro o que flui.
Neste momento que presente é,
Passado o que fora,
Futuro o que aflora.
Neste momento aqui estou,
Passado o que restou,
Fruto maduro.

O agora se assemelha a um presente ganho que lentamente se desembrulha naquele instante único e fugaz que separa curiosidade e descoberta. O passado existiu, o futuro existirá enquanto o presente permanece. Cada instante da vida é um presente, não sendo possível saber se no seguinte se estará vivo. Então, por que é tão comum perder a maravilha do momento em favor das expectativas do futuro ou das decepções do passado?

Quem vive e se nutre do passado tende à depressão e no caso do futuro à ansiedade, vícios do mundo moderno. Pessoas com depressão buscam ajuda, mas não cuidam de se ajudar, alimentam-se do passado e perdem a oportunidade presente de criar um passado diferente. Pessoas ansiosas até procuram auxílio, mas não se auxiliam na medida em que, vivendo a ilusão do futuro e a expectativa de um resultado, deixam de lado a mágica do presente e a colheita de sua semeadura no passado. O passado é construído no eterno presente de onde urge a pergunta: quem são meus heróis? Onde estão minhas referências?

Quem controla o passado, controla o futuro, quem controla o presente controla o passado.

(George Orwell - *1984*)

Parte 2 – PASSADO, PRESENTE E FUTURO – QUEM SÃO SEUS HERÓIS?

> O passado não reconhece seu lugar:
> está sempre presente.
> (Mário Quintana)

O conceito de herói para o brasileiro médio fica um pouco aquém da verdade e importância da nação como produtora de seres transformadores da história do planeta. Alguns quando perguntados citam jogadores de futebol, apresentadores de televisão, Macunaímas e famosos com reputação duvidosa. A autoestima brasileira pode, entretanto, surpreender-se com um olhar atento àqueles notáveis cujas obras traduzidas em inúmeros idiomas servem de cartão de visitas ao país. Esses notáveis devem ser conhecidos para o enriquecimento da nação que começa na formação de seus filhos e termina na imagem frente à comunidade internacional. Chamam a atenção os trabalhos de Josué de Castro, Paulo Freire, Heitor Villa-Lobos e Huberto Rohden como uma pequena amostra da qualidade do pensar brasileiro.

Josué de Castro, autoridade mundial no tema da fome (*A geografia da fome* e *A geopo-*

lítica da fome), descreve criticamente os fundamentos desta problemática que assola cerca de 1 bilhão de pessoas no mundo e permeia o país ainda hoje. Difícil crer que a cerca de cada 6 segundos um de nós morre de fome, apesar do desenvolvimento que alcançamos! Paulo Freire, autoridade mundial em educação, com vasta publicação em temas pedagógicos, alerta e equaciona uma problemática que ainda não foi vista com o devido cuidado por aqueles que ditam os rumos: fome e educação, prioridades nas metas do milênio pela ONU em 2010. Villa-Lobos não é só nome de shopping, mas autoridade mundial e compositor que resgata musicalmente a fundamentação da cultura folclórica nacional, projeta o país internacionalmente com sua obra além de oferecer a possibilidade de um modelo de educação musical nacional. Finalmente, Rohden, contemporâneo e colega de Einstein, filósofo catarinense, autoridade mundial e escritor de mais de 65 obras sobre ciência, filosofia e religião, completa esse pequeno quarteto, amostra entre tantos notáveis brasileiros.

> Ser inteligente é benefício próprio,
> ser sábio beneficia a todos. (Anônimo)

Existem referências de todos os tipos ao nosso redor, mas basicamente podemos classificá-las em dois grandes grupos: horizontais e verticais. Ideal não qualificarmos em termos de melhor e pior, mas simplesmente observarmos as direções que os dois tipos inspiram e conduzem o agir dos seres. A horizontalidade diz respeito aos modelos de pensamento e de instituições que propagam o ideal de desenvolvimento das habilidades e qualidades do universo terreno, enquanto aquelas relacionadas à verticalidade se relacionam ao universo anímico. Cada pessoa, de acordo com suas necessidades e valores pessoais, vai buscar aquele caminho com o qual tem melhor identificação. De maneira geral, o eixo horizontal guarda relação com situações de contração e o eixo vertical com situações de expansão. Se pensarmos na respiração, é quando os pulmões se expandem que o corpo é oxigenado e quando eles se contraem o ar é expulso.

A respiração anímica à semelhança da anterior se expande na vertical e se contrai na horizontal.

> Põe atenção nas rosas e tua vida será rosas. Põe atenção nos espinhos e tua vida será espinhos. (Rumi)

Muito tempo se passou, desde meus tempos de escola e a juventude hoje recita escalação de futebol, personagens de ficção e só raramente um "ouvi falar" daqueles que viveram para que nossa situação hoje pudesse ser melhor que então. (Quanto a isso, quando puder veja para se inspirar[58].)

> Melhor ou pior, o que é bom o que não é, podemos tentar entender ou esquecer e apenas crer, mas para chegar ao saber é preciso, antes de tudo, ser.

E seus heróis, morreram de overdose? Seus nomes rimam com pinho ou com pão, com pé ou com rena? Desperte, amigo, ser brasileiro vale a pena!

---

58   *Adágio*, Albinoni. Disponível em: <www.youtube.com/watch?v=kWIFqYqTEhA&feature=fvst>

Doutor Ricardo,

Ao abordar o humano no seu tempo presente, passado e futuro e elaborar uma reflexão em favor de uma vida plena para o homem e sua imprescindibilidade para si e seus familiares, para o país e para a humanidade, nada se faz mais dignamente do que estar no mundo, vivenciá-lo e ser humanamente compatível com as exigências de aprimorá--lo por intermédio das ciências ou das artes, tornando-se precipuamente, antes de tudo, um ser.

Para isso, deve-se apostar todas as fichas no presente, deixando de viver do passado e não ter ganas de alcançar um futuro que pode não chegar.

Primeiro, é preciso convir que o passado está em nós, nas nossas lembranças, acionável sempre que preciso for. Viver no passado, obviamente, é viver na escuridão, ser saudosista, não entender e participar da evolução do mundo, das pessoas, das coisas, das instituições. É realmente estagnar--se, morrer em vida.

Porém, atentar também que viver para o futuro, lançar todas as metas, sejam quais forem, para onde a vista não alcança, é apenas correr atrás de planos talvez irrealizáveis.

Ao viver dentro desse parâmetro de passado e futuro, obviamente perde-se o melhor, o presente, o aqui e agora, o que está a clamar compreensão, trabalho, sabedoria para alcançar mudanças imprescindíveis ao pleno viver de todos.

Esse, creio eu, o grande substrato do seu texto, caro doutor, é a grande verdade que as pessoas não enxergam, anuviadas que estão por merchandising de consumismo, de status, de celebridades, de falsos heróis. De uma vida voltada apenas para o ter. Com isso, o ser realmente fica submerso em tragédias diárias, que abarcam desde a saúde física e mental até o mundo político e social.

Realmente, como lembrar-se, hoje em dia, como o senhor bem salientou, dos trabalhos de um Josué de Castro, do educador Paulo Freire, do compositor Villa-Lobos e de Rohden e, naturalmente, de tantos e tantos outros notáveis – hoje esquecidos ou apenas lembrados em suas efemérides, ou minimamente estudados em cátedras, mais fora do que dentro do seu próprio país, fazendo com que não figurem no panteão dos heróis nacionais, para servirem, pelo menos de exemplo, às gerações que aí estão e às vindouras, do que fizeram e do que poderá ser feito em favor da sabedoria humana.

Assim, seu texto, caro amigo, evoca, para mim, maio de 1968, em Paris, num dos muros da cidade, a frase exemplar: "Seja razoável, peça o impossível".

Mas não é só, há também o "anônimo" que, como Mário de Andrade, poderá, sem dúvida, ainda que intimamente, declarar em alto e bom som:

Eu sou trezentos, sou trezentos-e-cincoenta,
As sensações renascem de si mesmas sem repouso,
Ôh espelhos, ôh! Pirineus! ôh caiçaras!
Si um deus morrer, irei no Piauí buscar outro.

Como sei agora, que o senhor é nascido em 12 de junho, como eu, embora em 1968 e eu em 1934, e, ambos, portanto do signo de gêmeos, nada mais me espanta, posso reconhecer melhor a diversidade cultural que seus textos e suas atitudes enfocam, sempre com brilho e coerência.

Haja vista a sua conferência na TV de Itajubá. Nela, fica patente seu empenho em informar condignamente sobre o tema e, levar à reflexão todos aqueles que – como eu – tiveram o privilégio de vê--lo e ouvi-lo em tal ocasião.

Com serenidade e com certa altivez – talvez pelo fato de dominar a temática – a síntese apresentada foi suficiente para a compreensão do tema e seu desenvolvimento. Há, entretanto, duas questões que ouso acrescentar sem qualquer demérito ao conjunto apresentado.

Refere-se, em princípio, ao fato de os médicos e a própria mídia, ao abordarem a saúde, só se prenderem à temática da doença. O que realmente é fato inconteste. Todavia, reconheça-se que isso se dá, em razão do próprio contexto social: hospitais abarcam multidão de doentes diários, muitos até impossibilitados de atendimento, as farmácias adotam senha para poder dar atendimento aos seus usuários, a indústria farmacêutica prospera a cada dia mais, propagando seus produtos até pelos meios de comunicação. Os médicos, por sua vez se beneficiam disso – claro que há exceções –, e receitam medicamentos a torto e a direito, sem mesmo conhecer-lhes a bula e os efeitos colaterais que anunciam. (Vide o 3º episódio do filme Caro Diário, *do diretor italiano Nani Moretti). Afora, a automedicação que traz riscos e malefícios indiscriminados a todos. Enfim, convenha-se: o Brasil é um país de doentes, tal como a África, onde ao se falar de saúde, obviamente se dará preponderância à informação da devastação humana pela aids.*

Por outro lado, o fato de se ouvir ou se ver (ou os dois conjuntamente, como na TV ou mesmo tomar conhecimento por jornais e revistas) notícias ruins no dia a dia é bastante ruim: interfere na saúde física e mental. É fato incontestável. Afinal, nos meios de comunicação o ruim não é apenas divulgado, mas também reiterado infinitamente durante o dia todo.

Vou parar por aqui. A conversa hoje extrapolou. Abraços e parabéns por tudo, doutor. O senhor é hors concours.

Mário

19 de outubro de 2010

Caro senhor Mário,

Que bela coincidência não é mesmo? Chegamos à terra quando atrás do sol visto daqui, Gêmeos brilhava! Quem sabe então não seja isso o que somos, gêmeos de alguma natureza diferente, mas semelhante. Uma honra, além de neto adotivo, agora irmão!

E por falar em brilhar, veja o que Mandela nos ensina neste discurso de posse em 1994:

Nosso grande medo não é o de que sejamos incapazes. Nosso maior medo é de que sejamos poderosos além da medida. É nossa luz, não nossa escuridão, que mais nos amedronta. Perguntamo-nos: "Quem sou eu para ser brilhante, atraente, talentoso e incrível?". Na verdade, quem é você para não ser tudo isso? Bancar o pequeno não ajuda o mundo. Não há nada de brilhante em encolher-se para que as outras pessoas não se sintam inseguras em torno de você. E à medida que deixamos nossa própria luz brilhar, inconscientemente damos às outras pessoas permissão para fazer o mesmo.

Esse último anônimo me parece ter ficado meio médico, qual sua opinião?

Grande abraço,

Ricardo

11 de novembro de 2010

CULPA X RESPONSABILIDADE[59]

(*Dança Macabra* – Camille Saint-Saëns)

Cada vez mais as dores psíquicas recebem atenção dos profissionais de saúde. Surgem em decorrência de aspectos ligados à personalidade, sendo complexa qualquer tentativa de enquadrá-las em alguma classificação. Na abordagem é importante lembrar que de alguma forma o médico é também paciente e, como em toda relação, deve haver uma troca saudável[60]. Assim, o paciente oferece ao terapeuta a oportunidade de tratamento (desenvolvimento) de sua própria pessoa, sendo fundamental reconhecer e manifestar gratidão pelo encontro. Em algum grau, a dor da pessoa que procura auxílio também sinaliza algo relacionado a questões pessoais do médico, e a simples

---

59 *Autobiografia em cinco capítulos*. Disponível em: <saudeconsciencia.blogspot.com/2011/05/culpa-x-responsabilidade.html>
60 *O que é aquilo?* Disponível em: <www.youtube.com/watch?v=uYVqNuTTmyg>

observação dessa possibilidade gera um contexto de empatia e equilíbrio que funciona como parte do tratamento. O não desenvolvimento deste estado de empatia é um dos motivos ligados à falência terapêutica e relacionamentos não saudáveis.

A medicina é um conjunto de verdades transitórias tornadas definitivas para fins didáticos.

Todo profissional em sua prática diária deve estar atento a três elementos básicos no sentido de desenvolver habilidade no manuseio de dores de natureza psíquica. O primeiro diz respeito ao apego, desgraça ligada ao comportamento de bloquear o livre fluxo do viver. Não perceber a efemeridade da vida implica em sofrimento. A principal medicação para esse tipo de dor é a prática do desapego que requer um redimensionamento na forma de se relacionar com todos os valores pessoais, desde o campo material, passando pelo campo das ideias e culminando no campo da autoimagem, que diz respeito às máscaras usadas pela pessoa e à forma como espera ser vista pelos outros.

Em segundo lugar, a certeza, com sua característica principal de aprisionar aquele que a possui, gerando seres preconceituosos e céticos.

> Nada designa melhor o caráter de um povo do que aquilo que ele acha ridículo.
> (Goethe)

Vale citar aqui o caso do paciente que procura o médico como a um deus e coloca a certeza da cura em suas mãos, assim como seu oposto complementar, o médico que se porta como um deus quando acredita que o corpo conceitual da medicina convencional, o qual ele "domina", representa a verdade última acabada e instituída. O cientista na acepção mais pura é aquele que mais tem dúvidas e que é consciente de seu pouco saber, e essas dúvidas devem consistir no fundamento que impulsiona sua vida.

A dúvida é privilégio dos sábios.
A certeza, a marca dos ignorantes.

Muita certeza faz a pessoa se assemelhar ao morto, visto que a vida reside em sua maior parte na dúvida e no campo do desconhecido, campo infinito das possibilidades que ainda não se manifestaram. Conhecimento e verdade mudam constantemente e quando se tem muita certeza, perde-se a leveza necessária para a transformação interior e para o aprendizado do novo. A certeza, agravante nos quadros de dores psíquicas, deve o quanto antes ser medicada com a humildade e com o retorno à reverência ao campo do mistério que envolve a vida presente. Trata-se aqui do mistério supremo e não do mistério filho da ignorância e da falta de informação, familiar aos telespectadores.

Finalmente, mas não menos importante, a ganância, componente tenebroso e gerador de dores psíquicas, relacionada ao exercício do poder e cujas medicações são o exercício da doação e do voluntariado. Contribuir com sobras esconde forma disfarçada e sutil de ganância e, apesar de já ser alguma coisa, deve ser uma ação aperfeiçoada até que se aprenda a compartilhar o próprio tempo, atitude tonificante de primeira linha para o psiquismo. É importante notar que existe uma mudança na qualidade da doação quando o próprio tempo entra em cena. Aqui, é impossível que alguém não esteja envolvido com a situação frente à qual está oferecendo seu tempo e presença física, ao contrário da situação em que um excedente é oferecido. Atitudes simples como estas funcionam como medicação, anticorpos e antídotos vivos no tratamento de dores psíquicas, no paciente e no profissional de saúde, abrindo caminhos e "desentupindo" situações de difícil dissolução que inexplicavelmente aparecem no viver.

Estes três elementos (apego, ganância e certeza), quando bem harmonizados, conspiram para a vida transcorrer plena e saudável. Envelhecimento e morte são partes fundamentais e culminantes da vida, sendo comum em momentos finais lamentar-se aquilo que não volta. Dificuldades nos três elementos determinam consequências importantes na dinâmica familiar na dependência do grau em que foram organizados nas fases iniciais da vida. Diferenciar culpa de responsabilidade se faz necessário neste sentido. A culpa é passiva e pesa sobre a pessoa como se nada pudesse fazer a respeito de um fato consumado. A responsabilidade é ativa e auxilia a pessoa a perceber, na trajetória das atitudes tomadas, o seu papel como geradora da situação atual. Culpa e responsabilidade são termos intercambiáveis na fala, e perceber isso de forma consciente tem primordial importância para o ser em construção.

Você vive passivamente acumulando culpas ou ativamente se responsabilizando pelas suas escolhas e atitudes?[61]

---

61 *Envelhecendo em 1 minuto*. Disponível em: <www.youtube.com/watch?v=7y4gGu5mEWM>

Parte 2 - CULPA X RESPONSABILIDADE

Prezado doutor Ricardo,

Nos dias de hoje somos soterrados por culpas, próprias e alheias: as mães se culpam por trabalhar fora e deixar os filhos, os pais se culpam por trabalhar – ainda que muito – e não poderem sustentar, por si sós, a casa, a família, e o desfrute de um viver de forma condigna. Essas culpas geram – é óbvio – tensões pessoais que criam desequilíbrios em grau e número variáveis, o que leva, na maioria das vezes, quando se pode, à procura de profissionais de saúde.

Mas afora isso, há as culpas incutidas subliminarmente pelos meios de comunicação e, como não poderia deixar de ser, pelas autoridades dos mais variados escalões governamentais do país. Por eles somos culpados pela poluição das praias, dos rios, pela devastação das matas, pelo congestionamento no trânsito, pela obesidade nossa e de nossos filhos, pela ingestão indevida de bebidas alcoólicas, pela fumaça do nosso cigarro, pela degradação da cultura, pelos menores abandonados, pelos vícios, pelas drogas, pelo aumento populacional desenfre-

ado, pelo excesso de consumo, pelas dívidas, enfim, por tudo e por todos, somos culpados, sempre culpados. Isso, sem contar a culpa pelo "pecado original" que, segundo nos alertam, carregamos desde o nascimento, como um estigma congênito.

Com tanta culpa não há quem aguente, portanto, ou partimos para outra situação, que julgamos: poderá ser melhor – como novos casamentos, talvez com menos filhos ou até sem filhos – ou nos jogamos pela janela e partimos literalmente para outra, ou então nos escondemos – quem sabe para sermos invisíveis ou ainda fingirmo-nos de inatingíveis, verdadeiros super-homens acima do bem e do mal, porém prisioneiros de verdades absolutas e de certezas infundadas.

Nessa avalanche de culpas que nos assola, a atenção dos profissionais da saúde é fundamental. Mas para que haja resultados – ainda que parcos –, é necessário que exista um comprometimento saudável entre o paciente e o profissional em prol da tão desejada harmonia, pois ambos – quer queiram ou não – estão no mesmo barco e, deste modo, *é preciso sempre reconhecer que as verdades tanto para o paciente como para o profissional de saúde são sempre aleatórias. Só de um bom e indispensável entrosamento de confiança entre ambos poderá advir algo em favor dos dois.*

Portanto – como aliás foi muito bem proposto no seu texto –, a responsabilidade em tudo isso é fundamental, dado o seu caráter ativo e auxiliar.

Para a melhoria do ser humano e de suas potencialidades é preciso sempre ter em mente que as culpas pessoais referem-se ao passado. E, portanto, se já não há como dirimi-las não há porque confortá-las eternamente. O melhor, e isso é comprovado, é pesar a responsabilidade de cada um de nós, e conscientizar-se dela para ativamente, a partir de então, envidar esforços à construção de uma vida melhor e mais saudável para todos.

Quanto às culpas sociais que nos impingem diariamente, elas também serão melhor compreendidas com a conscientização de que o problema é muito mais embaixo, ainda que inclua a responsabilidade de cada um na sua solução.

Caro doutor Ricardo, suas palavras são para mim sempre bem-vindas: muito me comprazem e me envaidecem, elas brilham por sua excelência e me fazem brilhar também.

Vi e ouvi com atenção e encantamento o Adágio de Albinoni. Realmente é um facho de beleza criadora. Tanto música como imagem se harmonizam com tal sincronia que nos eleva a um status de requinte, de embevecimento, que nos seduz de imediato. Deixa-nos maravilhados.

Mais uma vez, muito obrigado por toda a sua generosidade para comigo.

Em prol da continuidade do nosso compartilhamento de ideias e de visões múltiplas transcrevo-lhe alguns textos de meu baú (Mãe, de Luiz Fernando Veríssimo; O Compositor e Seu Festival, de Carlos Drummond de Andrade).

Chamada

Poetas despertai enquanto é tempo

antes que a poesia do mundo

vá-se embora

antes que caia sobre o homem

um peso insuportável.

(...)

Vinde poetas

pois vós

conheceis o segredo da vida.

Meu grande poema

Quando os homens tiverem tempo

de ouvir música,

de cuidar de seus jardins

me encontrareis cantando

um grande poema.

(...)

Quando houver trabalho livre

quando for franco o amor

me encontrareis cantando

um grande poema

(Solano Trindade)

Por ora é só, mais uma vez agradecido entrego-lhe meu abraço fraternal.

Mário

22 de novembro de 2010

Parte 2 – CULPA X RESPONSABILIDADE

Caro Senhor Mário,

Bem-vindo a 2011!

Não me canso de aprender com as coisas que o senhor tira de seu baú, ao que lhe sou muito grato. Fico imaginando a qualidade da escola que o senhor estudou. Aliás, o senhor frequentou escola pública? Ouvi dizer que a qualidade do ensino algum tempo atrás já foi bastante superior à atual. É possível caracterizar temporalmente onde as escolas e o ensino público passaram pelo processo de sucateamento em que se encontram hoje? Algumas das crônicas que me mandou tocam em assuntos que tenho me deparado no currículo da universidade. Interessante ver como o que um dia passou pelo jornal vai tomando forma até chegar ao mundo acadêmico, como no caso da história de Heitor.

Conforme seu recorte sobre a análise etimológica de mãe, sou adepto da valorização do conteúdo etimológico e sonoro das palavras. Acredito que a etimologia e o próprio som da voz de quem fala têm um poder que está além do significado das palavras em si. Algo como a autoridade da pessoa acompanha o timbre de sua voz, no meu entender, e acho que podemos aprofundar o conhecimento das pessoas pelo seu timbre de voz.

Quanto às poesias e aos poetas, creio ser um mundo à parte, acho que a vanguarda do pensar geralmente vive nas palavras do poeta. Já lhe disse que escrevo poesias? Muito interessante escrever poesias! Quando escrevo sinto que a prosa me prende e a poesia me liberta, permite falar muito mais usando muito menos letras...

Compartilho um anônimo...

Quinta-feira, 13 de janeiro, irei até o Japão em companhia do K., onde estudaremos e passearemos também. Espero voltar um pouco mais rico para que possa continuar a merecer o prazer desta prazerosa troca!

Um grande abraço,

Ricardo

11 de janeiro de 2011

AMOR À VIDA X AMOR À MORTE

(Pavane, for orchestra & chorus, Op. 50 – Fauré)

Erich Fromm, aluno de Freud, ensinou que tendências biófilas e necrófilas estão presentes em todos, importando saber qual a tendência mais forte e que consequentemente determina o comportamento do homem. As pessoas com tendências necrófilas são atraídas e fascinadas por tudo o que não é vivo, gostam de falar de doenças e de morte, moram no passado, nunca no futuro. Identificam as pessoas em dois grupos: os que têm poder para matar e os que não o possuem, ou os poderosos e os impotentes (matadores e mortos). Preferem perder a vida a perder as posses e muitas vezes são identificáveis pela aparência e pelos gestos. A contraparte é a biofilia, encontrada na orientação produtiva. A pessoa que ama a vida é atraída pelo crescimento em todas as esferas, prefere construir a conservar. Ama a aventura de viver mais do que a certeza e aborda a vida de forma mais funcional que mecânica. Vê a totalidade ao invés de somas, molda e influencia pelo amor, pela razão e pelo exemplo, não pela força ou pela forma burocrática de administrar pessoas como se fossem coisas. Desfruta a vida e todas as suas manifestações em vez de apenas a excitação.

> Eu sou livre de tudo o que sei,
> mas sou escravo de tudo o que ignoro.
> (Spinoza)

Duas fábulas ilustram estas tendências diversas que nos habitam. Uma envolve um jovem surfista que andava muito insatisfeito, pensativo e reflexivo. Quando suas inquietações aumentaram, resolveu ir à procura de um conhecido sábio, que habitava uma simples cabana em uma área pouco povoada da praia.

Ao entrar, o jovem observou o sábio sentado, pernas cruzadas, olhos fechados, respirando lenta, profunda e quase imperceptivelmente. Sua pele não deixava dúvidas da íntima relação com sol e mar. O silêncio marcante impressionou o jovem em poucos instantes envolvido na presença radiante e receptiva do sábio. O tempo fluía diferente e a inquietação do jovem quebrou o silêncio com formalidade inoportuna:

– Prezado mestre, estou à procura do segredo da felicidade.

O sábio, também surfista, demorou a abrir os olhos e fitar o inseguro jovem. Sem esforço, esticou o braço alcançando uma delicada bola de vidro entregando-a ao jovem. Com a bola de vidro em mãos e peito apertado, o jovem resistia bravamente ao silêncio quase eterno. Então, entregando-lhe uma colher, o sábio disse:

– Com a bola sobre a colher vá até a ponta da praia do norte e retorne aqui, com a bola intacta!

Saindo a passos rápidos, com muita atenção na bola e a sensação de que seria uma tarefa fácil, o jovem se foi. Percorreu as sete praias no trajeto da cabana até a praia do norte, sempre com dedicada atenção à bola de vidro. Voltou com o mesmo empenho inicial e chegou a sentir euforia quando retornou à cabana com a bola intacta sobre a colher.

O sábio, cultivando o jardim, perguntou:

– Como foi?

– Fui bem, a bola está aqui, intacta, e fiz em um tempo formidável!

O jardineiro eremita perguntou, então, calmamente:

– Você reparou na cor da água do mar quando o sol está quase se pondo? Em quais praias você presenciou o pôr do sol? Percebeu como está a formação das ondas na praia do leste depois da última ressaca do mar, que alterou o relevo do fundo? Experimentou o pastel de palmito de jaca oferecido pelo tio Zé na praia do meio? Reparou que a pedra em frente à praia do moinho assume configuração de tartaruga quando a maré está baixa?

O jovem, desconcertado, perguntou como poderia ter reparado em tudo isso visto que precisava manter a bola inteira. O sábio, envolto em plantas, disse compassivamente:

– Pois bem, quando praticando um pouco por dia, perceber esses detalhes e ainda mantiver a bola de vidro intacta, o motivo que o trouxe aqui não mais existirá!

> Nada do que é digno de ser conhecido pode ser ensinado.
> (O. Wilde)

A prática é a teoria coroada, e certas lições só podem ser aprendidas quando ocorre a entrega na experiência. Saber algo guarda relação com a palavra latina *sapere*, ou seja, sentir o gosto, saborear. Assim, saber é vivenciar algo interior e intimamente, mais que compreender e repetir racionalmente.

A segunda fábula, sobre a inveja, é contada por Rubem Alves:

Um homem encontra o gênio da lâmpada pronto a realizar todos os sonhos do rapaz sortudo, bastando que este os verbalize. Ao imaginar todas as belezas e tesouros do mundo, de repente, o homem se entristece, pois recebe do gênio uma notícia que não esperava: a cada desejo realizado, o seu pior inimigo receberá em dobro o que foi pedido. Quando o homem se compara com seu inimigo, todas as ideias antes luminosas se esvaziam de alegria e, surpreendentemente, ele pede ao gênio que lhe fure um dos olhos.

A atitude amorosa é antídoto e escudo luminoso que dissipa sentimentos densos e de baixa qualidade, como a inveja (traço necrofílico). A realização no ser é superior àquela que acontece no ter, assim, buscar felicidade na conquista de algo que pode ser possuído é menos que a realização naquilo que pode ser vivenciado. Decompor para compreender (análise) só faz sentido se surgir em seguida uma nova síntese, da mesma forma que a realização ideal não diminui os que estão próximos, eleva-os. Quanto mais se trabalha sobre o caráter, menos tempo resta para reparar nas limitações que nos circundam e mais tempo para compartilhar[62].

Conhecereis a verdade e a verdade vos libertará.
(Jesus)

---

62 *Mude seus pensamentos e mudará o mundo.* Disponível em: <www.youtube.com/watch?v=dog5VWCLkdw>

Doutor Ricardo, meu caro,

Em princípio, devo dizer-lhe que meus estudos, de início, foram feitos em escolas particulares, pois, à época, talvez não houvesse escolas públicas ou era inoportuno para mim, dada a distância, frequentá--las. Não sei. O que sei é que os estudos eram levados a sério tanto pelos alunos como pelos professores, e não havia interferência direta dos pais e dos alunos. Em escolas particulares os alunos não eram, ainda, simplesmente clientes e, portanto, com direito a serem aprovados de qualquer maneira, através de inúmeros meios que hoje lhes são disponíveis, como os tais conselhos de classe, entre vários outros.

Com isso, creio que os estudos foram perfeitamente adequados para mim, à época, embora, eu não fosse nenhum aluno nota dez. Posteriormente, com a abertura de um ginásio estadual, no município de Santo André, a convite do próprio diretor, o professor Amaral Wagner, fui aluno da sua primeira turma. Interessante que ele funcionava numa casa grande: uma residência antiga, adaptada para abrigar o ginásio. Ali, o ensino foi muito bom. Tanto assim, que meus colegas de classe, em sua maioria, entraram para cursos universitários, de nível de graduação invejável como a USP, entre outros.

Eu entrei para a Universidade de São Paulo do Largo São Francisco, onde me tornei bacharel em Direito. E foi, realmente, na universidade que eu me encontrei comigo mesmo. No princípio, deslumbrei-me com o prédio, com o ambiente, com os colegas e com os professores. Destes últimos, aliás, guardo as melhores lembranças. Eram pessoas respeitáveis e de grandes qualidades humanas. Com eles aprendi a gostar de literatura, filosofia, psicologia, além, é claro, das próprias matérias do curso, à exceção de Direito Comercial e Internacional. Eram, em sua maioria, humanistas de primeira linha. Afora isso, graças ao Centro Acadêmico da Faculdade, comecei a frequentar eventos culturais, como teatro, cinema, conferências. Tudo aquilo que só São Paulo tinha a oferecer na ocasião.

Com isso tudo, acredito que me tornei melhor humana e culturalmente. Esse tem sido, sempre, o meu objetivo último. Assim, vejo hoje, embora com reservas, que as universidades públicas ainda têm o que há de melhor a oferecer. Mas as universidades privadas e suas faculdades, salvo, talvez, raríssimas exceções, são apenas fábricas de diplomas, procuradas e frequentadas justamente para isso: a obtenção de diploma para um eventual emprego, não interessando mais a qualificação do ensino e seu corpo discente.

Voltando ao seu texto, leio que o senhor escreve poesias, o que me faz exultar. Afinal, nos dias de hoje, poesia é considerada a forma mais narcísica de se aparecer, tal como pavonear-se. O que, realmente é um solene mal-entendido. Uma coisa é certa – o seu texto bem o diz – a poesia e os poetas são um mundo à parte. Tanto assim é que no mundo de hoje, não fazem parte das coisas comercializáveis e sujeitas à merchandising *propagandístico. E os que a fazem, são, realmente, seres especiais como o senhor, Doutor Poeta.*

Mais boquiaberto fiquei, entretanto, ao saber de sua ida ao Japão, e com o doutor K. Realmente é um privilégio. A propósito, permito-me dizer que o que mais me encanta na cultura milenar japonesa é a sua caligrafia, verdadeira obra de arte plástica visual. Além, é claro, do gestual delicado e harmonioso dos japoneses e seu silêncio, sempre de grande sig-

nificância. Em contrapartida, incomoda-me bastante o grande percentual de suicídios que ocorre entre homens, mulheres e também entre jovens. Digo isso porque se o Japão conseguiu superar o cataclismo de duas bombas atômicas em Hiroshima e Nagasaki, como não batalhar para o desaparecimento desses suicídios? É realmente inimaginável que tal aconteça. Mas o que vale mesmo, acredito, é que a cultura japonesa é inquebrantável, mesmo no mundo que se pretende ou se quer pertencer; "o mundo globalizado".

Quanto ao texto do seu anônimo, o assunto é deveras promissor dado principalmente à enormidade de mortes que nos cerca todos os dias, em razão de tragédias infindáveis que ocorrem dia após dia. Mas o viver, acima de tudo, é o que interessa e o que deve ter relevância sobre tudo o mais. Viver plenamente, sem medos, sem constrangimentos, pela construção do amor pela vida, para si e por tudo que a envolve, sem peias nem eiras. Eis a grande causa de se viver e continuar vivendo.

Em meio a isso, ocorre o medo da morte. E este é enorme. Ele se avoluma, cresce, tolhe, encolhe-nos, *enclausura-nos e nos oculta. Ele é imensurável. Viver passa a ser apenas um acidente, enquanto morrer é fatalidade irrecorrível. É o caso de matar ou morrer. Contudo, a morte, ou o medo dela, também é criativa. Veja-se a vasta literatura sobre vampirismo ou as aventuras de HQ, nas quais os heróis são invariavelmente super-homens: imortais, combatentes do mal, agora abarcados também pelo cinema, em aventuras mil. Crê-se mesmo que para não morrer o homem escreve livros, gera filhos, acolhe as conquistas da ciência, e faz proezas – para não envelhecer ou não mostrar seus traços de velhice através de ardis os mais variados.*

Felizmente, há os que não ligam para a morte, aproveitam o tempo de vivência criando, melhorando a si e aos que o cercam, sem outra preocupação, a não ser a de viver, não como vegetal, mas como ser humano, que realmente é.

É isso, caro amigo. Se me estendi demais, desculpe. Volto a partilhar nossa conversa logo mais. Grato.
Abraços,
Mário

20 de janeiro de 2011

Caro senhor Mário,

Recebi ainda no Japão sua mensagem. Entretanto, devido a limitações ortográficas do teclado do computador preferi responder na minha volta ao Brasil.

Realmente, para mim cada vez é mais clara a importância de buscarmos a aproximação com o mistério que envolve o viver e o morrer. Um amigo que já partiu desta vida em que permanecemos convidava a refletir nestas palavras: "Nascemos em nossa totalidade, morremos em nossa totalidade, por que não vivemos em nossa totalidade?". Afinal, o que é a vida senão os ínfimos espaços entre o respirar e o bater do coração, preenchidos pelas pequenas surpresas do cotidiano? Vejo-me insistir, no entanto, em frequentes expectativas em que tento dar forma àquilo que não me pertence e que, pelo contrário, pertenço enquanto habitante desta breve realidade tempo-espaço, imerso à semelhança da mão envolta pela luva. Morte e transformação me parecem sinônimos, e na mesma proporção que o primeiro me aproxima da ideia de vida em si, o segundo hoje me remete à única realidade inexorável. Se para alguns a morte pode parecer limitante, lúgubre ou companheira da tristeza e do medo, sei de outros para os quais ela é libertadora, inspiradora da simplicidade, da moderação e do amor reverente à vida em seu ínfimo pulsar.

Mais uma vez, sou surpreendido pelas suas revelações, sendo o percurso acadêmico a bola da vez! Surpreende-me pensar que algum dia nesse país um aluno não foi cliente em uma daquelas instituições! Tenho conhecido muitos alunos, e aqueles nota dez são os que menos surpreendem, visto se valerem das instituições e do sistema estruturado como forma de perpetuar suas histórias familiares pobres em essência, apesar de ricas em aparência. Por outro lado, cada vez mais aqueles nota onze me chamam a atenção na medida em que convidam a revisitar a realidade com olhos imaculados, possível apenas aos que não permitiram o sacrifício da criança interior.

Imagino que tenha assistido ao filme, creio que espanhol, A língua das mariposas, leitura ge-

nerosa sobre o educar, não por acaso evocada em mim na sua última mensagem. Exulto em saber de um tempo em que os mestres foram humanistas e ainda mais que já constituíram maioria! Fui agraciado com a possibilidade de ser orador na ocasião de minha formatura em Medicina e cuidei na ocasião de logo agradecer aos mestres dos dois grupos, aqueles que inspiram ensinando como fazer e ser, bem como a contraparte que ensina inspirada no contraexemplo. Na ocasião, mesmo após a formatura, alguns insistiram em realçar suas qualidades e valores, acredite-me com deselegância que não me é possível expressar gramaticalmente, menino que sou. Quem sabe um dia algum "pavão Bocageano" presente na época possa nos presentear com alguns versos...

Quanto ao Japão e a viagem com o K., realmente foi algo especial. Pensei que soubesse um pouco sobre educação, doce ilusão! A primeira coisa que chama a atenção é que o japonês não joga o cigarro fumado no chão. A segunda é que mesmo nos horários de pico nas estações de trem eles esperam as pessoas saírem para entrar e, além disso, acomodam-se no trem de modo a criar espaço para todos! Chama muito a atenção este grau de organização em uma cidade com 30 milhões de habitantes. Parece que todas as palavras pronunciadas trazem uma palavra de respeito, gratidão ou reverência entre as pessoas. A sensação de estranheza ao voltar para casa é enorme. Como será que chegamos ao atual estado, em que as pessoas se mostram tão indiferentes, quando não desrespeitosas, ao espaço do outro? Lembro que no Arquidiocesano aprendi com o personagem Sugismundo como não fazer! Será que a volta dele nos tempos atuais ajudaria?

De qualquer modo, fomos visitar e aprender um pouco mais sobre o Instituto de Moralogia, fundado por um também estudante de Direito chamado Chikuro Hiroike. Ao adoecer seriamente, por volta de seus 46 anos, ele decidiu, após suas várias conquistas no plano das realizações materiais, dedicar-se a estudos no campo da espiritualidade e aos 60 anos fundou o instituto. A ideia do funda-

dor foi estudar a ciência da moral baseando-se na compilação dos ensinamentos dos sábios. Sua síntese reúne os ensinamentos de Sócrates, Jesus Cristo, Buda, Confúcio e Amaterasu Omikami (ancestral mítica da família imperial japonesa). Segundo ele, existe uma moral comum ditada pelo direito e suas leis, mas também há ainda uma moral suprema que se mostra na forma como os sábios viveram. Conhecemos os lugares onde ele viveu, assim como detalhes de sua história e suas conquistas.

O senhor sabia que Tóquio e São Paulo são antípodas e se furarmos deste lado caímos exatamente lá? E que no Japão ocorrem mais de 3 mil terremotos por ano? Além disso, cerca de 30 mil suicídios por ano, conforme o senhor bem lembrou! Pois é... talvez a busca obstinada pela perfeição dificulte aceitar o humano de cada ser, mais fácil apagar a luz do que encarar a verdade, às vezes... Quem sabe os meios de comunicação possam lembrar a nação a resgatar da tradição o equilíbrio entre o capital material e o capital espiritual.

Existe um templo xintoísta em Ise que reflete

o espírito do povo japonês, principal santuário daquela prática, onde aprendi algo muito bonito. A cada 20 anos, tempo considerado por eles como de uma geração, o templo é destruído e reconstruído usando apenas madeira das árvores daquela região. O tempo de 20 anos leva em conta o fato de unir o trabalho de três gerações de modo que o conhecimento não se perca. Apenas os sacerdotes podem trabalhar na construção do templo. A geração de sacerdotes mais jovem observa a construção, enquanto a geração intermediária o constrói e a geração mais velha ensina como fazê-lo. Dessa forma eles preservam a tradição de manter o templo juntamente com o know-how que o acompanha. Interessante o fato de que os templos xintoístas só podem ser visitados externamente, sendo que o próprio imperador só adentra este grande templo uma vez em vida, quando assume o título.

A cidade de Hiroshima é muito linda e existe lá uma construção preservada como símbolo dos danos feitos pela bomba atômica lançada. Ao lado deste monumento passa um belo rio, no qual pesso-

as queimadas pela bomba se atiravam para aliviar a dor. O prefeito de Hiroshima escreve uma carta às potências nucleares pedindo que parem, sempre que um novo teste é realizado, estando todas as cartas afixadas em uma das salas do museu da guerra. Existem templos magníficos também, como o Kinkakudin (templo de ouro) em Kyoto, banhado com 20 quilos de ouro! Fiquei pensando se tal templo sobreviveria ao tempo em algum país que não o Japão, ou Nihon, como eles falam, e que significa "a terra do sol nascente".

Desta vez eu que me desculpo se me estendi demais, apesar do pouco que compartilho do muito que vi! Segue ainda mais um pequeno novelo de ideias sobre nosso existir o qual compartilho...

Espero que todos estejam bem por aí, especialmente a J.!

Grande abraço,

Ricardo Leme

10 de fevereiro de 2011

QUAL É O SENTIDO DA VIDA?

(Neptune, the Mystic – Gustave Holst*)*

De acordo com Steiner, na obra *Filosofia da Liberdade*, o ser humano é mais que os cinco sentidos físicos permitem experienciar[63]. De fato, artistas da modernidade expandem a compreensão do homem, integrando o conhecimento da ciência moderna ao conhecimento tradicional que se perde no tempo[64]. Vale notar o cuidado desses precursores em respeitar pensamentos e convicções de pessoas cujas concepções permanecem ancoradas na restritiva dimensão do mundo material. Como icebergs em que a personalidade (porção visível) se assenta sobre a essência (porção invisível), cada um é a melhor criação física que pôde manifestar na forma de vida. Negligenciar a essência é como construir uma casa sem colunas

---

[63] *Quatro sentidos*. Disponível em: <www.youtube.com/watch?v=tWIoKcUxTu4&feature=player_embedded>
[64] Alex Grey. Disponível em: <www.alexgrey.com>

de sustentação. O arbítrio é livre para escolher o que semear, mas não para escolher a colheita. Ser saudável requer um tênue equilíbrio entre os recursos interiores e exteriores, e quando esta balança se desregula, ocorre uma perda natural no sentido do viver (dor na alma) até que se atinja um novo patamar de consciência.

> O real em nós é silencioso; o adquirido é falante.
> (K. Gibran – *Vaidade*)

Quem não está saudável tem limitado acesso à participação na cura do outro e, conforme Sócrates e Hipócrates sugerem, estar curado e se conhecer são sinônimos. Hoje, a ciência moderna demonstra um mundo muito diferente daquele aparente aos nossos olhos, e na intimidade da matéria, na dimensão do muito pequeno, todos os planos da existência parecem estar em absoluta inter-relação e conexão, como se tudo e todos fizessem parte de algo único, cuja compreensão é de difícil assimilação pela forma de pensar o mundo ao qual nos habituamos. De forma similar, a ideia de nação supera os limites geográficos e comunidades de Internet são comparadas a novas nações em formação[65]. Nesse sentido o planeta caminha para uma aparente unificação e, na intimidade da matéria, assim como no comportamento social, a humanidade busca um ponto de convergência de significado; funcionar como um organismo maior em que cada ser é uma célula.

Essa imersão no mistério, fundamental para que a cura aconteça, pede reverência na aproximação do paciente conforme Doyle, autoridade mundial em cuidados paliativos, alerta:

> Penso que outros médicos concordariam comigo que nós somos treinados para falar, mas não para permanecer em silêncio. Somos ensinados a explicar, mas não a escutar. Somos ensinados a ser enérgicos, mas nunca a restaurar a paz e a tranquilidade apenas com a nossa inatividade. Nada nos foi ensinado sobre a paz interior nem sobre a solidão, e muito menos sobre a força do amor e da companhia espontânea.
> (Derek Doyle – *Bilhete de plataforma*)

---

[65] *Facebook elabora um mapa sobre as amizades e fronteiras políticas.* Disponível em: <www1.folha.uol.com.br/tec/845528-facebookelabora-um-mapa-sobre-as-amizades-e-fronteiras-politicas.shtml>

Quando Rubem Alves lembra que só o toque da morte nos desperta para a razão, leva-me a questionar se eu tivesse mais uma semana de vida... Faria tudo da mesma forma que estou fazendo hoje? Sentir a vida é perceber que sua única porção real é o espaço entre inspiração e expiração, inseridas entre a primeira e grande inspiração do nascimento na carne e a última e maior expiração que acompanha o morrer para o corpo. A prontidão, dentre as medicações, é a mais segura e efetiva.

Sobre isso, Rudolf Steiner falou:

> O que nós precisamos aprender nestes tempos é isto: viver de pura confiança; da pura confiança, sem garantias de existência; da pura confiança na ajuda sempre presente do mundo espiritual. De verdade, de outro jeito hoje não se vai, se não quisermos que a coragem naufrague. Disciplinemos devidamente a nossa vontade e busquemos o despertar de dentro, toda manhã e todo anoitecer.

A busca de sentido, medicina da saúde, relaciona-se à elaboração de mecanismos e ferramentas que expandam a consciência, de estratégias para aprofundar o autoconhecimento, do desenvolvimento e do aperfeiçoamento do caráter e de virtudes pessoais, e finalmente, do fundamental alinhamento de pensamento, palavra falada e atitude no viver. Em última análise, a coerência e a autoridade (poder pessoal) decorrem da medida em que estas três instâncias estejam alinhadas. O ser humano é um "ímã" gigante que atrai experiências (oportunidades, desafios, dificuldades, doenças) visando o aperfeiçoamento da essência.

Estados de subsaúde ou pré-doença (situações de aparente normalidade que antecedem as internações hospitalares) são raros em quem busca viver em atitude de gratidão, assim como compreender as dinâmicas de funcionamento do processo existencial, libertadores e facilitadores para o encontro de estados de maior plenitude, realização e felicidade. Caráter bem formado é sinônimo de saúde. A sensação de que tudo está "dando certo" na vida, que acompanha o sempre conseguir o que se quer, nem sempre é bom sinal[66]. Geralmente, si-

---

66   *Jogo de damas*. Disponível em: <www.youtube.com/watch?v=b2QQwf2WDkk>

tuações do tipo ganho-ganha (todos os envolvidos ganham) são mais saudáveis que sua contraparte perde-ganha (uma parte ganha e a outra perde). A lógica do "levar vantagem em tudo, sempre" mostrou-se socialmente insustentável, conforme se observa na prática à beira do leito nas palavras de seus adeptos arrependidos.

O que me pertence não posso perder,
Ninguém mo pode tomar.
A menos que o queira dar
Só o que me pertence posso dar.
Se não mo pertencer,
Que virtude pode haver?
Dar ou pegar o que não é meu,
Destino de quem não aprendeu,
Desatino do que se perdeu.

Doutor Ricardo, caro amigo.

Há algo, ainda que sintético, sobre sua viagem ao Japão. Creio ter sido deveras proveitoso para si e para todos nós, em qualquer medida, tal empreitada. Afinal, a milenar cultura japonesa ainda faz jus hoje em dia a sua exponencial influência em todos os setores do conhecimento humano.

Por isso tudo, o senhor sempre faz por merecer muitos vivas e aplausos. Não vai nisso nenhuma euforia repentina, de última hora. Nada disso. Quem promove tal atitude, na verdade, é o senhor mesmo com seus textos, suas reflexões e a inusitada escolha dos seus temas, obviamente, sempre alçados – alvíssaras! – à melhoria do ser humano e com vistas à saúde e ao bem-estar.

Mas desta feita tal introito é mais do que pertinente. Imagine: quem, nos dias de hoje, preocupa-se ou irá preocupar-se com o "sentido" da vida? Não que ele não seja relevante e merecedor de reflexões. Muito pelo contrário. É fundamental inclusive para a saúde e a felicidade humana...

É interessante notar que a humanidade, a

despeito de ser una, apresenta-se com variações distintas. Assim é que, uma parte dela, infelizmente bastante grande, está mais preocupada em viver o "melhor" possível, seja lá como for, ainda que a duras penas. D'outra parte, bastante conformista, apenas querem é viver, isto é, cumprir o que chamam seu rito de passagem aqui na terra. Afinal, o Senhor, em tom peremptório e com sua onipotência, declarou enfaticamente: "És pó e ao pó voltarás". Com isso, se por um lado ele nos apequenou, também nos angustiou a partir daí, fazendo-nos perder qualquer empáfia e fazendo-nos zelosos de que deveríamos viver o melhor possível, porém respeitosamente, uns com os outros – nossos parceiros existenciais.

Mas, como a vida manifestou-se temporária e também sem data marcada para acabar, manifestou-se também ser imperioso que deveríamos correr, e muito, para abarcar tudo, de imediato e de qualquer jeito, fazendo o possível e até o impossível, como, aliás, ocorre hoje, mais ainda do que ontem ou anteontem. Para tanto, o homem se tornou o lobo do homem, e levar vantagem em tudo se tornou o lema dominante. Isso, está demonstrado, é uma verdadeira falácia. Basta ocorrer um fato de maior gravidade, e eis que a realidade se assoma, e esse juízo de valor cai imediatamente por terra, como, aliás, seu texto diz muito bem.

Por outro lado, o Senhor baixou à terra para nos salvar e o homem subiu aos céus, reservando-nos assim, viver imorredouro em um lugar especial – ainda que "kitsch". Com isso, parte muito considerável, ainda que empobrecida, da humanidade se conformou e se satisfez, não ousando buscar uma vida melhor aqui mesmo na terra. São eles o outro lado da maioria vivente no planeta. Assemelham-se aos demais seres vivos habitantes do planeta Terra: comem, bebem, dormem e trabalham, muitas vezes em doses cavalares. Tudo para eles é contingencial e imediato. Mas o fato é que essas controvertidas vivências e seus respectivos sentidos são de todo modo supérfluos e infrutíferos, quando muito causam pena, sentimento, aliás, bastante desprezível, em se tratando de seres humanos.

A vida – o maior bem do ser humano – vai muito além disso. Ela nos oferece, isto sim, a busca premente e incessante do nosso aprimoramento como ser, bem como de nossos pares, em prol de um mundo melhor, onde o Ser é a primazia. Digna em seu sentido final e intransferível, a vida merece sempre trazer em seu bojo a paz, a harmonia, e o desenvolvimento pleno do ser humano dentro de uma democracia social, plena e irrestrita. Isso não deve ser apenas uma utopia do homem, mas um caminho a seguir, difícil como a própria vida, mas indispensável.

Como configuração dessa propositura transcrevo abaixo um trecho do Canto 45, *de Ezra Pound:*

Com usura
Com usura nenhum homem tem casa de boa pedra
blocos lisos e certos
que o desenho possa cobrir,
com usura
nenhum homem tem um paraíso
pintado na parede de sua igreja
harpes et luthes

ou onde a viagem receba a mensagem
e um halo se irradie do entalhe.
(...)
COM USURA
a lã não chega ao mercado
a ovelha não dá lucro com a usura.
A usura é uma praga, a usura
embota a agulha nos dedos da donzela
tolhe a perícia da fiandeira,
Pietro Lombardo não veio da usura
Duccio não veio da usura
Nem Píer della Francesca, nem Zuan Bellini veio
nem usura pintou "La Callunia".
Angélico não veio da usura; Ambrógio Praedis
não veio,
nenhuma igreja de pedra lavrada, com a inscrição: Adamo me fecit.
Nenhuma St. Trophime
nenhuma Saint Hilaire,
usura enferruja o cinzel
enferruja a arte e o artesão
rói o fio no tear
mulher alguma aprende a urdir o ouro em sua trama.

*A usura é um câncer no azul; o carmezim
não é bordado,
o esmeralda não encontra um Memling.
Usura mata a criança no ventre
Detém o galanteio do moço
Ela trouxe paralisia ao leito, jaz
Entre noivo e noiva
CONTRA NATURAM
Putas para Elêusis
cadáveres no banquete
a comando da usura.*

Doutor Ricardo, abraços mil. Até a próxima,

Mário

26 de fevereiro de 2011

Querido senhor Mário,

Espero que tenha tido um bom Carnaval! Quanto a mim, estive retirado em imersão na natureza, onde acompanhei os desfiles dos pássaros, lagartos, cavalos, vacas e mesmo cobras acompanhados pelas baterias dos sapos, siriemas e pica-paus.

Maravilhosos os versos e complementos que invariavelmente acompanham suas ideias! Agradeço muito a gentileza e o prazer desta partilha e confesso me sentir estimulado a me esmerar para poder continuar a merecer suas ricas, precisas e preciosas considerações, assim como seus ensinamentos que luminosamente irradiam deste tempo em que seu ser habita um corpo neste planeta azul.

Veja que lhe escrevo em um momento em que a terra treme fortemente no Japão, país que me desperta gratidão e onde atualmente habitam meus pensamentos e desejos de que a misericórdia divina possa intervir restituindo-lhe a paz e a ordem o quanto antes.

Falando em divino, Ezra Pound foi, em sua última mensagem, o toque do divino. Anexo a esta, uma homenagem feita a ele quando de sua partida deste mundo.

Canto 81 - Ezra Pound (Fragmento)
O que amas de verdade permanece,
o resto é escória.
O que amas de verdade não te será arrancado.
O que amas de verdade é tua herança verdadeira.
Mundo de quem, meu ou deles,
Ou não é de ninguém?
Veio o visível primeiro, depois o palpável
Elísio, ainda que fosse nas câmaras do inferno,
O que amas de verdade é tua herança verdadeira
O que amas de verdade não te será arrancado.

A formiga é um centauro em seu mundo
de dragões.
Abaixo tua vaidade, nem coragem,
Nem ordem, nem graça são obras do homem,
Abaixo tua vaidade, eu digo abaixo.
Aprende com o mundo verde o teu lugar
Na escala da invenção ou arte verdadeira,

Abaixo tua vaidade,
Paquim, abaixo!

O elmo verde superou tua elegância.
"Domina-te e os outros te suportarão"
Abaixo tua vaidade
Tu és um cão surrado e largado ao granizo,
Uma pega inchada sob um sol instável,
Metade branca, metade negra
E confundes a asa com a cauda.
Abaixo tua vaidade
Que mesquinhos os teus ódios
Nutridos na mentira,
Abaixo tua vaidade
Ávido em destruir, avaro em caridade,
Abaixo tua vaidade,
Eu digo abaixo.

Mas ter feito em lugar de não fazer
isto não é vaidade
Ter, com decência, batido
Para que um Blunt abrisse
ter colhido no ar a tradição mais viva

Ou num belo olho antigo a flama inconquistada
Isto não é vaidade.
Aqui o erro todo consiste em não ter feito.
Todo: na timidez que vacilou.

**

Ao Deus Desconhecido
Friedrich Nietzsche (Tradução de Leonardo Boff)

Uma vez mais, antes de sair
e deixar que os meus olhos avancem,
ergo, solitário, as minhas mãos
para o alto, para Ti, meu refúgio.
No mais profundo do meu coração
consagro-Te um altar, solenemente,
para que através de todo o tempo
da Tua voz me lembre, sem cessar.

Sou Teu, mesmo que o grupo dos ímpios
me conte entre os seus, neste momento.
Quero conhecer-Te, ó Incognoscível,
a Ti, cuja mão penetra no fundo do meu espírito,

*a Ti, que agitas a minha vida como tempestade
a Ti, inapreensível, tão próximo de mim!
Quero conhecer-Te, servir-Te eu próprio.*

Grande abraço e tudo de bom!
Ricardo J. A. Leme

12 de março de 2011

A NATUREZA DAS COINCIDÊNCIAS

(Assim Falava Zarathustra – Tema de 2001, Uma Odisseia no Espaço)

O mundo, uma ejaculação divina, ou uma explosão qualquer?

Ainda sem forma, mergulhando na luva que reveste a vida, nas profundezas começou a lembrar de si e de onde surgiu... Sem que soubesse, antes e depois, intimamente conectados interfeririam um no outro, sem que nem um nem outro compreendesse como. Por isso mesmo cada qual compreendendo ao seu modo. Daqui, o que meu nome fala de mim? Teria algum significado o nome que recebi? De lá, "silêncio", ecos e luzes do que foi ou foram, promessas do que será[67].

---

[67] *Oração ao deus desconhecido*. Disponível em: <www.youtube.com/watch?v=xbPbruNNuVk>

Para os crentes, Deus está no princípio de todas as coisas. Para os cientistas, no final de toda a reflexão.
(M. Planck, Nobel de Física em 1918)

A ciência que quer provar a existência de Deus é a mesma que tenta provar a inexistência Dele[68]. Ambas, uma única coisa, que na busca pelo que está do lado de fora perde a oportunidade, de na brevidade da existência, encontrá-lo no interior dos seres. Sincronicidades, coincidências, números, símbolos, geometria celeste, o dia do nascimento, os diferentes tons de vozes, a diversidade na unidade da vida, recursos auxiliares para a lembrança de quem somos.

Duas coisas enchem o ânimo de crescente admiração e respeito, veneração sempre renovada quando com mais frequência e aplicação delas se ocupa a reflexão: por sobre mim o céu estrelado; em mim a lei moral. Ambas essas coisas não tenho necessidade de buscá-las e simplesmente supô-las como se envoltas na obscuridade ou se encontrassem no domínio do transcendente, fora do meu horizonte; vejo-as diante de mim, coadunando-as de imediato com a consciência de minha existência. (I. Kant)

---

68 Nietzsche – *A morte de Deus*. Disponível em: <www.youtube.com/watch?v=2igS00IHj9Y&feature=related>

Envolto na luva do corpo e preso à forma que me reconheço ao espelho, li outro dia: "A ordem é ninguém passar fome, progresso é o povo feliz". É possível coexistir o prazer do criador e o prazer da criatura onde não há fartura?

A repetição de um modelo tende a consagrá-lo e, normalmente, uma nova forma de pensar gera desconforto em um primeiro momento. O espaço para o novo requer a mudança na forma como se concebe a realidade, segundo Thomas Kuhn, em seu clássico *A Estrutura das Revoluções Científicas*. Em três frases provocativas, o filósofo da educação e austríaco, Ivan Illich, mostra na prática:

> A medicina moderna é a negação da saúde. Ela não é organizada para servir à saúde humana, mas apenas a ela mesma, como instituição. Ela faz mais pessoas doentes do que as cura.

> A escola pública se tornou a igreja estabelecida da sociedade secular.

> Não há distância maior que aquela entre um homem em oração e Deus.

O homem é grande ato religioso da criação, sendo por ele que céu e terra se religam de modo consciente. Segundo Jung, a religião é atitude mental formulada de acordo com o uso original da palavra *religio*, que significa a observação cuidadosa dos fatores dinâmicos compreendidos como "poderes": espíritos, demônios, deuses, leis, ideias, ideais ou qualquer nome que o homem dá aos fatores que considere poderoso, perigoso, útil, grandioso, belo e significativo o suficiente para ser devotamente cultuado e amado. Seja lembrado o significado etimológico de "considerar": examinar com cuidado e respeito religioso os astros. A inteligência, espada do homem, pode ser usada erguida ao alto e se transformar em sabedoria, ou voltada à terra na forma de astúcia, seu aspecto degenerado. Você, amigo leitor, tem usado o dom da inteligência na direção da astúcia ou da sabedoria?

Tentando uma candidatura, perguntado sobre propostas, fui dizendo que minha ideia é agir sobre as estruturas de adormecimento social: 1 - Fim do horário nobre das TVs, com programação fora do ar por 5 horas, entre 18 e 23 horas, voltando ao ar normalmente a seguir; 2 - Fechamento dos estádios de futebol em anos alternados; 3 - Aumento do número de casas populares e deslocamento dos escritórios dos três poderes para áreas próximas a favelas. Em todas as entrevistas percebia o aspecto estupefato e indignado dos nobres colegas seguido de algo como: Isso é loucura! Impopular! É dar um tiro no pé! Qual o seu objetivo com estas coisas? Não percebe que bloqueando a programação as pessoas não poderão ver os noticiários e as notícias que escolhemos para dirigir a opinião pública? Além disso, deixaremos de receber as comissões das propagandas que são mais altas neste horário! Sem falar nas novelas que anestesiam a sensibilidade e o bom senso das pessoas! Ou seja, seria nosso fim! Quanto a fechar estádios, isso seria um caos. Onde aquele público, sedento de sentimentos descontrolados, poderia descarregar? Estaríamos arriscados a uma revolta social, pois se a atenção deles sair dos estádios de futebol para onde ela seria dirigida?

> Uma mentira cem vezes dita, torna-se verdade.
> (P. J. Göbbels)

Afinal qual é a sua ideia com essas propostas? Respondi: 1 – Aumentar o tempo de qualidade com amigos e família ao final do dia; 2 – Desviar a atenção das pessoas para assuntos de relevância do dia a dia do Estado, do país e da vida. Não sou contra o futebol, acho que as pessoas deveriam jogar mais até, a questão é o adormecimento mental gerado pelo desgaste emocional e pelo tempo gasto pelos telespectadores; 3 – Se todos morassem em ou próximos a esse tipo de moradia, quem sabe, compreenderiam melhor quem nelas mora. Safa-te daqui safado! Quer acabar com a concorrência? Sonho louco! Acordei transpirando... Não dá para trabalhar no lixão e voltar para casa cheirando perfume.

> Os gnósticos afirmavam que a única forma de evitar um pecado era cometê-lo, e, assim, livrar-se dele.
> (J. L. Borges)

O prazer, reconhecido na Antiguidade como capacidade da alma de estimular o homem a descobrir quem ele é, induz na alma uma postura receptiva na direção da criatividade. Fundamental, entretanto, é diferenciar prazer e entretenimento. Entretenimento é ser mantido fora de (*intertenere*), e aliado ao prazer, é ser conduzido passivamente em uma fantasia, como um jogo na TV, a prática frequente do bingo, ou mesmo se atolar em uma novela ou show de bisbilhotar a vida alheia, geralmente, reflexos de sua vida pessoal. Enquanto o prazer em si não busca um objetivo ou realizações, o entretenimento é uma forma de evitar a alma. A profundidade do prazer escancara a alma e o entretenimento a fecha suave e sutilmente. O cérebro não é um órgão secretor de pensamentos, mas antena da mente, razão pela qual o pensar de quem ensina influi no aprender de quem aprende.

Aliás, me pergunto, pode ter havido prazer na natureza do big bang? E se o pensarmos como uma ejaculação divina? O próprio livro do Gênesis expressa a ideia do Criador: "E Deus viu que isto era bom", ao final de cada dia. Poderia o autor estar se referindo ao prazer de criar?

Doutor Ricardo, o felizardo,

O senhor, realmente, é um felizardo. Afinal, quem, nestes tempos de tamanha urbanidade, pode dar-se ao luxo de, em pleno carnaval, transformar-se em "Fauno" e enveredar por uma floresta, evidentemente, encantada, e cercado pela flora e pela fauna, passar dias felizes, ao som do Carnaval dos Animais, *de Saint-Saëns. É sem dúvida, privilégio de poucos.*

Aliás, faz-me lembrar o poema de Cecília Meireles, Os Dias Felizes.

Os Dias Felizes estão entre as árvores, como os pássaros:

Viajam nas nuvens,
Correm nas águas,
Desmancham-se na areia.
Todas as palavras são inúteis,
Desde que se olha para o céu.
A doçura maior da vida
Flui na luz do sol,
Quando se está em silêncio.
(...)
Apenas entristece um pouco

*este ovo azul que as crianças apedrejaram:
formigas ávidas devoram
a albumina do passado frustrado.
Caminhávamos devagar,
ao longo desses dias felizes,
pensando que a inteligência
era uma sombra de Beleza.*

Eis, então, vista de lá de longe, a realidade deste pobre e simples aldeão que sou: logo cedo, digo, madrugada, quando o sol varre as estrelas no céu, já vestido, com seu coturno e com machado na mão, caminha a passos largos pela relva ainda molhada do sereno noturno, em busca de gravetos e troncos de madeira destinados ao fogão à lenha, para a abastança do fogo para o café da manhã, o almoço e a janta. Nisto, há, lógico, o cantar lá longe dos pássaros; mas o que se ouve em tom maior é o grunhir dos porcos pedindo seu alimento, ou o ciscar de galos e galinhas em busca da comida primeira. Mas sem dúvida são apenas sons dispersos, não uma sonata, ou uma carnavalização de notas musicais, em prol de uma enlevada audição, que se *traduz em dias de plena felicidade.*

Felizmente, para nós, creio, o que interessa é que de um modo ou de outro tudo isso é vida, em maior ou menor grau, ainda que furtiva, mas sempre possível de ser enriquecida. Fico feliz, e muito, com seu bem viver saudável e aprazível.

Agradeço-lhe sempre por seus belos objetos de partilha, e mais ainda por se tratar da homenagem ao "divino" Pound e seus "Cantos" repletos de suas heranças de verdades.

Quanto às ocorrências no Japão, elas nos trazem reais preocupações, mas a firmeza e a dignidade com que a população as encara nos faz crer na superação, ainda que tardia, de tudo.

Quanto ao seu "anônimo", desta vez, só posso lhe dizer que estou de mãos postas, em forma de oração, para que não lhe aconteça o pior. Afinal, ele deu as mãos à palmatória, o corpo ao esquartejamento e o pensamento a uma lavagem cerebral ao mexer em vespeiro com propostas indecorosas como as que ele aponta para desafogar o adormecimento social do país.

As suas intenções são boas, mas creio que de boas intenções o mundo está cheio, sem precisar mexer com "ícones" como a TV, o futebol e os três poderes – neste caso, o deslocamento de seus escritórios.

Ainda bem que foi tudo um sonho – muito mal sonhado – tanto assim que o acordar transpirando foi o seu grande alívio. A promessa agora é, obviamente, não pensar mais nisso, de jeito nenhum, nunca mais, nem em sonho. Mas, por favor, que isso tudo não o faça deixar de criar, continuamente e sempre, como até aqui.

Para complementar carnavalescamente o assunto, nada melhor do que a abordagem do "Pão e Circo" tão em voga nos dias que correm (texto de José Paulo Paes, O Circo e a Solidez do Pão*).*

Eis aí, doutor Ricardo, apenas um pouco do muito que eu gostaria de lhe dizer.

Grato pela atenção e até breve.

Abraços,

Mário

20 de março de 2011

Senhor Mário!

Que a oração aliada à sabedoria de sua existência possam continuar a afastar pesadelos como o que relatei na mensagem anterior. Mas como sabe, e não é de hoje, os deuses precisam se divertir e alguns deles o fazem às nossas custas ou ao menos às minhas. Veja que Fobetor, aquele que é irmão de Morfeu e Fantasos, filhos de Hipnos, o próprio deus do sono, insiste em me proporcionar pesadelos como o relatado! Procurarei poupá-lo de tais experiências em mensagens futuras e desejo mesmo que o senhor não venha a ser açoitado pessoalmente por elas! Afinal: "A César o que é de César e a Deus o que é de Deus", não foi assim que escreveram?

Nesse sentido, acho interessante o convite atual do "anônimo" na tentativa de desembaraçar o nó de marinheiro que confunde, sempre que se tenta individualizar o que é útil, o que é fútil e o que é sutil...

Espero que, apesar de tudo, minha ficha esteja limpa, se é que isto importa a alguém hoje em dia...

Desejo ainda que o senhor seja recebido nos braços de Morfeu, e oxalá Fobetor não o saiba!

E, finalmente, que a solidez do pão seja soberana e principalmente facto mais que fictio à luz do picadeiro.

Mais uma vez, agradeço o privilégio da companhia e do olhar profundo e compassivo!

Um imenso abraço e meu desejo de que tudo esteja bem por aí!

Ricardo Leme

04 de abril de 2011

O ÚTIL E O FÚTIL

(*Volver a los 17* – Violeta Parra)

    A distância tênue que separa o útil do fútil é o sutil. É comum que o útil para um seja fútil para outro, motivo pelo qual vale o dito: falar é prata, calar é ouro. O fútil é normal e o útil natural. Normal, na estatística de Gauss é o que a maioria faz; natural é território movediço habitado pelos que estão vivos. Tudo o que é normal incomoda pouco, já o natural tira da zona de conforto.

> Aparência e essência,
> Parecido e esquecido.
> Como é longo esse caminho,
> Voo vivo no mar do emprestado,
> Mergulho no céu iluminado
> Luz que aterrissa no amor Crucificado.

    Criar espaço interior é passo fundamental para dar significado à vida e viver com saúde. Sem este espaço, uma pessoa não consegue receber em si novas ideias, assim como não consegue vivenciar o sentimento do próximo e ser capaz de corresponder de forma adequada. É neste espaço vazio, receptivo e disponível que as coisas podem ser e onde o novo pode acontecer. As experiências de "morte" servem o propósito de criar espaços quando já não há lugar para o novo. Um correlato menos mórbido, a experiência do "deserto", também auxilia na criação, bem como na limpeza dos espaços internos mal ocupados, conforme o *Tao Te King*, de Lao Tsé[69], lembra no aforismo 11:

> Trinta raios convergentes unidos ao centro formam uma roda, mas é o vazio central que move o carro. O vaso é feito de argila, mas é o vazio que o torna útil. Abrem-se portas e janelas nas paredes de uma casa, mas é o vazio que a torna habitável. O Ser produz o útil, mas é o Não Ser que o torna eficaz.

É o vazio do copo, da bolsa e do bolso que reflete a utilidade. Para algo ser preenchido, precisa estar vazio! Velho e antigo são de naturezas muito diferentes e quase sempre opostas, e se o antigo é vivo e eterno deve ser porque não se esquece pelo que veio.

---

69 TSÉ, Lao. *Tao Te King*. 3. ed. São Paulo: Attar, 2001.

Parte 2 - O ÚTIL E O FÚTIL

Entre o sono e sonho,
Entre mim e o que em mim
É o quem eu me suponho
Corre um rio sem fim.
(...)
Chegou onde hoje habito
A casa que hoje sou.
Passa, se eu me medito;
Se desperto, passou.

E quem me sinto e morre
No que me liga a mim
Dorme onde o rio corre,
- Esse rio sem fim.
(Fernando Pessoa)

Você está acordado em sono ou em sonho?

Certo homem de posição perguntou-lhe: "Bom mestre que farei para herdar a vida eterna?" Respondeu-lhe Jesus: "Por que me chamas bom?"
(Lucas XVIII, v.18)

Por que ser bom? É possível ser bom sem esperar recompensas? Ser bom esperando algo em troca é diferente de não ter expectativa? A busca pelo ser bom na esperança de recompensa futura é comum aos que participam da competição na cadeia alimentar, acreditam na lei do mais forte e na lei da vantagem. Contradição quando lembramos que a humanidade e as espécies sobreviventes que hoje habitam o planeta são produtos da cooperação e não da competição! Por outro lado, raro quem busque ser bom independente de recompensa. O ato puro, desinteressado, visando apenas o momento e o que ele requer, exige a renúncia ao egoísmo. Esta renúncia é passo crucial na criação do espaço interior que permite o aflorar da individualidade do ser, assim como o princípio do fim da hegemonia do ter. Para chegar ao sutil é importante sublimar o fútil (espesso) e ficar apenas com o útil.

A vida implica no trabalho sobre a **base moral** (autoestima) no sentido de minimizar o fútil e estabelecer o equilíbrio horizontal; para prosseguir no crescimento é preciso muito trabalho sobre a **base ética** verticalizante criadora do sutil (substância interior – alma) e, finalmente, para ser útil e realizar-se verticalmente (contato com o espírito ou a essência) é fundamental o trabalho sobre a **base mística**; ou seja, com tudo aquilo que coloca em contato com novas dimensões, ou com o campo do mistério, do porvir. Este é um olhar possível para o processo de evolução, e o tamanho ou a altura do homem diz respeito ao seu potencial de transformação entre a condição como chegou e até onde pode elevar consigo a humanidade (família humana).

A renúncia ao egoísmo é tratamento para o orgulho, que deve morrer, e que certamente não deve ser confundido com autoestima. Do orgulho pessoal deve nascer a vontade de servir; do orgulho intelectual, a vontade de aprender; e do orgulho espiritual, a vontade de amar. O amor é quanto mais for inclusivo (que inclui) e deixa de ser quanto mais for exclusivo (que exclui)[70].

---

70 *Stand by me – Playing for changing*. Disponível em: <www.youtube.com/watch?v=nh7YyoDD138>

Doutor Ricardo, caro amigo,

Percebi certa aflição para comigo em razão do pesadelo relatado na mensagem anterior. Apresso--me a dizer: isso não tem razão de ser. Afinal, em priscas eras tais sonhos se manifestavam como vaticínio de acontecimentos bons ou ruins; hoje, a não ser para os objetivos freudianos, os sonhos ou pesadelos configuram – creio eu – apenas sentimentos bons ou imagens de opressão. O melhor mesmo é sonhar acordado.

Aliás, como temos feito com nossas partilhas com a finalidade última de olhar o mundo. Eis o que encontrei no Livro dos Sonhos, *de Jorge Luís Borges:*

Verdade ou não?

Quando era garoto, Bertrand Russell sonhou que entre os papéis que havia deixado sobre a mesinha de seu quarto de colégio encontrava-se um onde se lia: "O que se diz do outro lado não é verdade". Virou o papel e leu: "O que se diz do outro lado não é verdade". Assim que acordou, procurou o papel na mesinha. O papel não estava ali.

Quanto ao texto "O útil e o fútil", que me

enviou recentemente, mais uma vez me surpreende. E isto, não apenas pelo tema – de atualidade marcante –, mas pela serenidade como foi expresso e desenvolvido. Em princípio, ele chama mais a atenção pelo fato de tratar-se de um tema que beira as raias do absurdo, principalmente por fundir o fútil com a carapuça do "normal" e atingir a maioria, sem maiores incômodos, sem gerar quaisquer menosprezos ou até – quem sabe – raiva. Isto deve-se, e muito, à maneira bastante incomum de mesclar poesia, filosofia e laivos de psicologia de modo simples e objetivo no trato de um tema bastante espinhoso.

De fato, o fútil/normal atinge a maioria, silente de qualquer manifestação de contrariedade àquilo que lhes está sendo oferecido de maneira impositiva e aos borbotões, com vistas apenas ao merchandising, *ao lucro, aos interesses de alguns poucos, de natureza "anti-sócio-educacional", caracterizada com alarde como sociedade de massa. Afinal, a "unanimidade é burra" acrescentaria Nelson Rodrigues.*

Aliás, se você se apresentar ou se manifestar fora dessa engrenagem, ou da unanimidade, por gostos outros que não aqueles que o tornam um verdadeiro robot, *você é considerado elitista, fora de moda e, quiçá, até passadista. Esquecem, obviamente, que a normalidade é uma convenção e que a verdade, a beleza, o saber estão fora dela. Pois elas fazem – como salienta o texto – parte do território do natural. Não do fútil!*

Essa avalanche de inutilidades que nos abarcam diariamente em tempo integral vem impedindo a criação de espaços interiores receptivos para novos significados, novas ideias, novos sentimentos, sem egoísmos, sem orgulhos estéreis, em prol de um verdadeiro diálogo para o beneficiamento, a compreensão e a transformação do ser humano.

Apenas para ilustrar o grau de futilidade embrutecedora que nos assola, interferindo destrutivamente – no caso – no nosso meio universitário, transcrevo o texto A Universidade Revisitada, *de* Moacyr Scliar.

Eis aí, doutor Ricardo, a futilidade abarcan-

do as universidades e os universitários, encarada, infelizmente, como útil: natural. Mas o que fazer? O desconforto é apenas para poucos. A maioria aceita o fato sem pestanejar e até se engrandece de poder usufruir de tais artimanhas, preconizadas, na realidade, com fins exclusivamente mercantilistas.

Outrossim, já que o seu texto aborda também o egoísmo, tomo a liberdade de transcrever um texto a respeito, elaborado pelo poeta Fernando Pessoa (Egoísmo e Dedicação).

É isso, doutor. Mais uma vez agradeço, e muito, sua gentileza e generosidade para comigo. Aproveito o ensejo para desejar ao prezado amigo uma BOA PÁSCOA.

Mário

18 de abril de 2011

Prezado senhor Mário!

Antes de tudo, agradeço as palavras libertadoras em sua última mensagem, confesso que meu sono tem sido de muito melhor qualidade!

Como é de seu conhecimento, penso que a questão da saúde permeia todos os níveis da sociedade, ainda que não sejam plenamente conscientes disso. Esta inconsciência, no meu entendimento, constitui barreira ou degrau a ser galgado a seu tempo, sendo para tal necessárias conversas entre as áreas diversas do conhecimento; mas sem aquele ressentimento e necessidade que seus representantes têm de mostrar sua importância e imprescindibilidade pessoais. Nesse sentido, a meu ver, a questão da saúde da justiça, assim como sua irmã gêmea complementar, a justiça na saúde, merecem nossa atenção. Entendo hoje que lei e justiça são conceitos muito diversos entre si e que raramente concordam, lembrando como sempre, claro, que concordare *e* cordis *é questão de coração e, portanto, coisa séria em minha opinião.*

Claro que sempre se pode discordar e de novo aqui o coração...

Mas como Guimarães Rosa, em Grande Sertão: Veredas, *dizia por Riobaldo: "Enfim, cada um o que quer aprova, o senhor sabe: pão ou pães, é questão de opiniões".*

Decidi que desta vez, antes do jornal, é ao senhor que me dirijo, e se assim o faço é para que possa aprender um pouco mais sobre o que já pouco sei, a partir de sua generosa perspectiva. Adianto que enriquecido pela sua leitura pretendo saudar os leitores no momento oportuno...

A propósito, comecei a escrever um blog em 2 de maio, quando tiver um tempo passe por lá: saudeconsciencia.blogspot.com/

Um grande abraço junto ao desejo de que as rosas floresçam em vosso jardim!
Ricardo Leme

14 de maio de 2011

Senhor Mário!

Tenho, neste breve período em que nos conhecemos, aprendido muito e sei que qualquer coisa que eu escreva não bastará para expressar a gratidão pelas pérolas de seu viver, pacientemente compartilhadas com este aprendiz que sou. A oportunidade oferecida, saiba, vai muito além da reta de nossas palavras; arrisco dizer que alcança em vários momentos o curvo do pensar e do reconhecer minha existência de forma curiosamente dilatada...

Presenteado pela amizade que o senhor me proporciona e desejando que esta data se repita incontáveis vezes, calo-me para que lhe seja audível neste dia o coro dos anjos que recordam aquela terça-feira de 1934, o momento de sua chegada à terra.

Um abraço de alma!

Ricardo Leme

12 de junho de 2011

Doutor Ricardo,

Obrigado pela sua mensagem. Mais uma vez sua deferência para com este seu leitor e amigo se faz presente com sensibilidade e estima, o que muito me gratifica.

O texto que a acompanha, Descoberta e Invenção, é, sem dúvida, uma descoberta e como tal também uma invenção auspiciosa, dado o teor de inteligência que a reveste, mais ainda porque, como autor de tantos textos, de temas sempre inesperados, o senhor se apresenta também como "descobridor/inventor", proporcionando-me, de maneira assaz gratificante, momentos de reflexões, de encantamentos e de confiança na vitalidade da saúde.

Portanto, como admirador de suas mais diversas facetas criativas, cujas caracterizações e presenças são sempre merecedoras dos mais eloquentes louvores da parte de quem, como eu, conhece-as e participa, solidarizo-me às homenagens que lhes serão prestadas nesta data – dia do seu aniversário – apresentando-lhe, com meus cumprimentos de felicitações, os meus votos de que seu caminhar por todas as ruas, estradas, praças, vias, vielas, desvios e veredas que venha a palmilhar sejam continuadamente, como até então, o alargamento de seu passeio dignificante pela preservação do Ser com saúde, de modo pleno e feliz.

O abraço especial e caloroso deste amigo, em meio a muitos vivas de alegria e contentamento, segue, desta feita, acompanhado de um brinde também ao médico/doutor, ao "blogueiro", ao poeta, ao autor de textos, ao conferencista e àqueles todos que possivelmente ainda advirão, para a minha alegria e a de todos que o estimam.

Mário

12 de junho de 2011

LEI X JUSTIÇA
(*Saiba* – Arnaldo Antunes)

A injustiça sempre fez parte de todos os movimentos humanos, é inerente a eles. Se alguém conhece um caminho para o futuro, não deve perder seu tempo evitando injustiças. Deve simplesmente superá-las por meio da ação. (R.M. Rilke[71])

Saúde e consciência são indissociáveis e a pessoa malformada, mesmo quando bem informada, não está saudável e constitui desafio à saúde pública. Mito é coisa séria e dá arrepios quando alguém contrapõe verdades a mitos tentando diminuir a luz que irradia daquele universo, associando-o a coisas que não são verdadeiras e até mesmo à ideia subliminar de mentiras. Verdades e mitos são sinônimos e andam, desde há muito, de mãos dadas, cada um em seu universo particular, universos estes que se encontram no interior do humano.

---
[71] RILKE, R. M. *Cartas do poeta sobre a vida – A Sabedoria de Rilke.* São Paulo: Martins Fontes.

Quando a titânide Têmis (justiça divina) se une ao imortal Zeus (autoridade e poder) gerando Eunomia (disciplina), Irene (paz) e Diké (harmonia, também conhecida por justiça humana), pode-se vislumbrar o ponto mítico da manifestação de um dos pilares da existência atual. Sempre que o vertical se horizontaliza no sentido de permitir que o animal se humanize, correm-se riscos. Riscos que geralmente dizem respeito à forma e, porque não, à linguagem dos deuses, ao formalismo. O formalismo pode engessar o idealismo, que para nosso infortúnio se nutre de movimento!

Mais interessante, entretanto, é olhar a deusa romana Iustitia (Justiça), análoga à Diké grega, e notar que dela difere por aparecer de olhos vendados (imparcialidade e igualdade dos direitos?) nas representações a partir do século XV. O que teria havido para que se vendasse o órgão do sentido na atualidade mais explorado e, por que não, estimulado? Pensava há pouco que se fôssemos cegados, como muitos preconceitos cessariam por inanição. Quando cegamos para o mundo exterior, voltamos para o mundo interior, no qual é possível olhar para a condição em que nos encontramos. No encontro interior é possível a lembrança de quem somos, assim como a intuição do que viemos fazer no planeta Terra. Mas ainda assim me intriga quem teria feito isso com a Justiça, e mesmo como deve estar Têmis, sua mãe, com tudo isso...

> Quando o Tao foi abandonado, fez-se a Virtude.
> Quando a Virtude foi perdida, fez-se a bondade.
> Quando a bondade foi perdida, fez-se a justiça.
> Quando a justiça foi perdida, fez-se a disciplina.
> Sendo a disciplina apenas a aparência da justiça e da sinceridade, é o início da desordem...
> ... por isso o Sábio atém-se ao real e rejeita as aparências. É atraído pelo fruto e não pela flor. Colhe um e rejeita o outro.
> (Fragmentos do aforismo 38 – Lao Tsé[72])

Apesar de ambas tentarem dialogar, as leis da natureza são soberanas em relação às leis criadas pelos seres humanos. Elas são verticais e

---

72 TSÉ, Lao. *Tao Te King*. 3.ed. São Paulo: Attar, 2001.

unem os assuntos terrenos aos assuntos celestes (o que está acima com o que está abaixo), enquanto as leis humanas são horizontais e geralmente dizem respeito aos interesses de agrupamentos sociais. Importante neste sentido é perceber que o ser humano é um ser cósmico, estando assim em relação constante com o cosmos que o permeia e circunda, portanto, sujeito às suas leis. Um dos fundamentos do ser saudável diz respeito ao conhecimento das leis da natureza, para que sem entrar em conflito ou confronto com elas, não venha a adoecer. Conscientes disso, atualmente, as cinco principais leis naturais mais relacionadas ao estado de saúde plena são: causa e efeito, equilíbrio, vantagem, atração e analogia.

A causa e efeito, ou ação e reação, pode ser observada em todos os níveis da realidade e responde pelo movimento primário de todos os tipos de relacionamentos e situações do mundo físico.

A lei do equilíbrio não é tão evidente, visto que a proporcionalidade entre o universo visível e o invisível interfere fortemente na sua manifestação. Assim, aquilo que aos olhos humanos são desigualdades podem não sê-lo quando um vislumbre mais profundo é possível. Analogia do mundo físico que ajuda a compreender reside no equilíbrio entre as porções de um iceberg acima e abaixo do nível do mar; duas realidades em que um mesmo objeto se equilibra proporcionalmente às qualidades dos meios em que se acha imerso. Não fosse a imensa base sob o nível do mar e invisível ao navegante da superfície, a pequena porção congelada acima da superfície não se sustentaria.

A lei da vantagem descarta explicações, mas vale dizer que guarda íntima associação com o mecanismo de funcionamento das duas primeiras. Deixo, entretanto, duas perguntas: você consegue imaginar ou conceber uma lei que promova vantagem espiritual, ou que verticalize o ser humano? Como fazer a lei da vantagem deixar de ser usada pelo homem horizontal (adormecido) e se tornar uma lei de vantagens espirituais?

Quanto ao funcionar da lei da atração, só se pode compará-lo a um grande "campo magnético" em que cada um está imerso e rodeado. No interior dele, funcionando como ímãs, moram os desejos pessoais, o que se perdoou e o que ainda não, o que se fez de bom ou ainda não, assim como o material sutil assimilado dos lugares que se frequenta e das pessoas. É neste "campo" que reside a natureza ativadora da lei da ação e reação. A obra *O mercador de Veneza* e o filme *O advogado do diabo* exploram essa questão com propriedade.

Finalmente, a mais antiga ainda vigente, a lei que lembra que o que é superior provém do que é inferior, e o que é inferior provém do que é superior, obra das maravilhas da Unidade. O conhecimento das leis naturais, assim como sua prática amorosa e reverente, está para a saúde assim como o conhecimento das leis do direito estão para a liberdade. Liberdade sem saúde e saúde sem liberdade, duas situações que uma campanha de vacinação consciencial pode sanar facilmente. A vacinação consciencial é menos custosa para o país comparativamente aos outros programas de vacinação. Além disso, tem a vantagem dos efeitos populacionais a longo prazo serem muito superiores, visto que os próprios pais imunizados passam os anticorpos para as gerações futuras, pela educação e pelo exemplo pessoal incorporado na prática do dia a dia.

> Pratique a nobreza divina e a nobreza humana o acompanhará naturalmente.
> (Mêncio)

> Buscai primeiro o reino de Deus e a sua harmonia e tudo mais vos será acrescentado.
> (Jesus Cristo)

A opinião pública é a própria voz de Deus, conforme o dito popular: a voz do povo é a voz de Deus, soberana para os que Nele se reconhecem. No Brasil, onde a opinião pública se encontra em seus primórdios, o estado de direito reconhece a liberdade de imprensa[73], fato bastante relevante para o estado de saúde pública, a despeito da indignação de alguns, caso do filósofo Vladimir Safatle em editorial da *Folha de*

---

73 *Debaixo da toga de um juiz também bate um coração.* Disponível em: <www1.folha.uol.com.br/poder/894627-debaixo-da-toga-de-juiz-tambem-bate-um-coracao-diz-fux.shtml>

São Paulo de 29 de março de 2011[74].

Existe uma saúde da justiça, cuja voz é a opinião pública; a manifestação da doença pode ser observada quando a voz se faz ouvir em queixas frequentes. A saúde da justiça e a justiça na saúde, áreas distantes que certamente se beneficiariam mutuamente de um diálogo como aquele, mais que atual, entre Mênon e Sócrates, há 2.500 anos, sobre a virtude (leia quando puder)[75].

Agora, aos reis, embora sábios, contarei uma história: "Eis um gavião com um rouxinol de pescoço pintado que colhera em suas garras e levava pelas altas nuvens. O rouxinol, traspassado lastimavelmente pelas garras aduncas, gemia; mas o gavião brutalmente lhe diz: 'Miserável, por que gritas? Pertences ao mais forte que tu. Irás para onde eu te conduzir, por melhor cantor que sejas: de ti farei meu jantar, se assim o quiser, ou te deixarei em liberdade'".

(Hesíodo – *Apólogo do gavião e do rouxinol*)

A saúde da justiça, ramo da saúde social e da

---

74 *Casa de horrores*. Disponível em: <sergyovitro.blogspot.com/2011/03/vladimir-safatle-casa-de-horrores.html>
75 PLATÃO. *Mênon (Ou da Virtude)*. In: *Diálogos V.* São Paulo: Edipro.

sociologia, é área fundamental pouco estudada nas faculdades de Medicina, sendo provável que isso mude a médio e longo prazo. Na atualidade, os cursos médicos, entre outros, valorizam muito o aspecto informação, estando o aspecto formação defasado comparativamente. Vale lembrar que o aspecto informação tem como valor a posse e, portanto enaltece o ter, enquanto o aspecto formação enaltece o ser. Se a informação é importante, apesar de consistir em apêndice disponível nos manuais, a formação é fundamental e imprescindível, visto consistir no tecido de preenchimento interior do ser e que vai nortear todas as atitudes e condutas pessoais. A saúde, sinônimo de consciência, precisa muito de exemplos, principalmente dos governantes da sociedade, que ao chegarem aos meios de comunicação, inspirem ao invés de envergonharem.

    Hiroike (1866-1938), ciente disso, aprofundou seus estudos sobre a formação moral da humanidade e fundou a ciência que estuda a moral (Moralogia). Para o autor, existe uma **moral comum** baseada nas leis dos homens e seu cumprimento; ao lado de uma **moral suprema** baseada na atitude dos sábios, chamando a atenção para as sutilezas entre estes dois universos distintos em sua obra. Esta diferença é primordial na caracterização do ser, que é verticalizante; e do ter com sua tendência horizontalizante. A consciência é o maior bem e pode sempre ser levada conosco.

O ter é temporariamente importante, enquanto o ser é eternamente significante.

Bons exemplos são medicações de primeira linha na formação do caráter da população e vacinação efetiva para imunizar aqueles que entre nós têm predileção pelos atalhos e caminhos menos luminosos. Assim, a saúde do caráter das diversas nações é reflexo visível na qualidade de seus dirigentes.

Quando a lei não é justa, a justiça passa à frente da lei.

Amigo,

Doutor Ricardo

A formação realmente é indispensável para a manutenção e eficácia de uma vida salutar. Porém – há sempre um porém –, é preciso ter consciência de si e da vida em suas multifacetadas configurações.

Para isso, o sempre bem-vindo "anônimo" agora dá uma de "Grilo Falante", cujo primado é apresentar-se como a consciência de Pinóquio, para nos conscientizar que, como ser cósmico que somos, estamos sujeitos às leis da natureza, isto é, a de causa e efeito, equilíbrio, vantagem, atração e analogia e, portanto, para nos configurarmos como seres saudáveis necessariamente temos que estar conscientes dessas leis naturais, a fim de conquistarmos a inteireza de uma saúde plena.

O propósito é realmente louvável. Porém – infelizmente, há sempre um porém –, a complexidade e mudanças do mundo atual e suas injunções impositivas taxativamente forjadas, dia a dia, pela publicidade e propaganda, pelo merchandising, *pelos créditos fáceis e pela competitividade, levan-*

do de roldão todos os humanos – ou sua grande maioria – ao mundo do ter cada vez mais, e em quase todos os sentidos, a conscientização almejada, no caso, parece ser uma utopia, um vislumbre a muitíssimo longo prazo. E se tal ocorrer, não se saberá então se o propósito em questão ainda poderá ter significância. Isso não quer dizer que devamos menosprezar ou ignorar a tentativa ora proposta. Pelo contrário, que ela nos traga pelo menos reflexões sobre o nosso viver e suas possíveis mudanças. Isto já será um grande avanço em prol da conquista da permanência de uma vida plena e com saúde.

Para isto, basta lembrar os poemas de Fernando Pessoa:

Quer pouco: terás tudo.
Quer nada: serás livre,
O mesmo amor que tenham
Por nós, quer-nos, oprime-nos.

Ou:

Quero ignorado, e calmo
Por ignorado e próprio
Por calmo, encher meus dias
De não querer mais deles
Aos que a riqueza toca
O ouro irrita a pele.
Aos que a fama bafeja.
Emacia-se a vida
Aos que a felicidade
É sol, virá a noite.
Mas ao que nada 'spera
Tudo que vem é grato.

Ou ainda:

Tens um livro que não lês
Tens uma flor que desfolhas;
Tens um coração aos pés
E para ele não olhas.

É certo que se te livrares de todas as incongruências mundanas que afetam, direta ou indiretamente, a tua saúde, terás a liberdade necessária ao alcance da inteireza da justiça pretendida do bem viver com saúde dentro dos parâmetros da observância das leis naturais.

É isso aí, meu caro doutor, espero não tê-lo decepcionado. O assunto, por envolver a saúde, é deveras interessante, embora também muito complexo em sua realização. De todo modo é prazeroso ver o "anônimo" tratá-lo com seriedade e circunspeção.

Sempre são portas que se abrem para reflexão sobre a saúde e a maneira de conservá-la, como, aliás, apresenta-se também em seu blog por cujo sucesso só me resta torcer e aplaudir.

Abraços sempre e cada vez mais fraternos.

Mário

28 de maio de 2011

PLANO DE SAÚDE
X PLANO DE DOENÇA

(*O que será [À flor da pele]* - Chico Buarque, 1976)

Colunas de saúde nos jornais falam sobre doenças, programas de saúde enfocam as doenças, os órgãos de saúde só são utilizados por pessoas em estado de doença. O Ministério da Saúde adverte enfocando a doença. Começo a crer que pode estar chegando um momento para pensarmos sobre a validade de um ministério da doença e outro apenas para a saúde. O ministério da doença poderia assumir no presente momento todas as funções que o atual da saúde exerce, não ficando assim nada descoberto. Restaria, entretanto a missão fundamental do recém-criado ministério da saúde de servir de integrador entre todos os outros ministérios a fim de promover saúde em todos os níveis. Saúde na comunicação em primeiro lugar, saúde na educação, saúde na justiça, saúde social e saúde econômica.

Em outras palavras, é necessário com urgência

um plano de saúde! Mas em hipótese alguma destes que se usam quando não há mais o que fazer (modo de dizer), melhor denominados planos de doenças. A própria saúde do profissional de saúde que trabalha aliado a estas empresas rapidamente se deteriora, salvo raríssimas exceções. Doença e dinheiro caminham juntos, enquanto saúde anda de mãos dadas com consciência, conquista que requer muito menos recursos que aqueles das campanhas vacinais e das medicações para os que sofrem de doenças consuntivas em fase terminal em sua passagem pela vida. Estamos no momento de trocar as pílulas de doença por pérolas de saúde, preservar o bem maior (saúde) e não correr atrás do prejuízo (doença) quando já é tarde.

Um primeiro passo nessa direção implica em fazer as perguntas adequadas para que o incômodo inicial gere o movimento da consciência:

O que é mais importante para um ser humano, formação ou informação?

A mídia está promovendo formação, informação ou deformação do pensar?

A universidade está formando, informando ou deformando os alunos?

A estrutura familiar está formando, informando ou deformando seus filhos?

Não é possível propor qualquer sugestão de melhora para a sociedade como um todo se evitarmos olhar para questões fundamentais, que a princípio podem incomodar. Afinal, informação sem que a pessoa tenha formação acaba em problemas ou em alguém querendo tirar vantagem de outrem. Se optarmos por uma mídia que deforma e anestesia, isso por si só gera a impossibilidade de um despertar consciencial que proporcione o interesse das pessoas na direção da saúde. O caminho da doença é muito mais fácil, e em geral não erramos por não distinguir entre o certo e o errado, mas simplesmente porque é mais fácil errar do que acertar. Acertar requer esforço, mas quando se vive em uma cultura que prega a lei do mínimo esforço, não surpreende o estado em que nos encontramos.

Se pensarmos por analogia em um rio contaminado e em como tratá-lo, as diferentes estratégias das medicinas da saúde e da doença podem ser mais bem compreendidas. Uma medicina que enfoca a doença vai atacar a contaminação de frente, colocando barcos para drenagem do lixo, aprofundando o leito do rio, jogando substâncias químicas, tentando aumentar o seu fluxo cimentando as bordas e assim por diante, como se sabe. Note que o tratamento aqui vai em direção a um resultado imediato e que seja sentido pelo paciente em pouco tempo, daí a intervenção ser tão intensa ao ponto de agir sobre a própria "anatomia" do rio, desconsiderando sua "fisiologia", como se ele fosse um objeto ou uma máquina a ser consertada.

A mesma situação vista pela medicina da saúde adquire perspectiva bastante diversa. O rio, como se sabe, é uma espécie de ser vivo, tem uma nascente, comporta vida em si, interage com o meio ambiente por onde passa e, finalmente, assim como nasce, tem uma foz onde deságua e se religa ao mar. A partir dessas considerações, a medicina que enfoca a saúde vai agir de forma mais profunda, apesar de menos agressiva, valendo-se da própria vida do rio como fonte propulsora para seu tratamento. Chegando às causas da contaminação, a medicina da saúde age inibindo os agentes contaminantes. Isso pode ser muito complexo, pois no caso do rio os poluidores são grandes empresas, pessoas ligadas às esferas de poder, populações de moradores de edifícios luxuosos à beira dos leitos e que nele despejam seus esgotos. Deixar de depositar o esgoto no rio implica em um grande sacrifício para todos, pois elevará gastos com obras de infraestrutura, além de gerar efeitos apenas a médio e longo prazo.

O mesmo acontece quando uma pessoa doente precisa abandonar os maus hábitos que a conduziram ao adoecer; requer esforço e sacrifício pessoal e, apesar de ser óbvio o que fazer, muitos preferem uma intervenção rápida e paliativa que permita um retorno aos mesmos hábitos a uma revisão geral seguida pela mudança comportamental. É importante notar que o próprio rio tem vida e poder de se recuperar, caso o homem deixe de destruí-lo, sendo que o mesmo ocorre com a saúde. Se para o rio ficar saudável o lema deve ser: "vamos trazer os peixes de volta ao rio", para o corpo são o lema é: "vamos deixar de ser dormentes e nos tornar seres conscientes".

Fica clara a importância e a complementaridade entre as duas medicinas, mas fica agora gritante em que implica a prática da medicina da doença sem a percepção ampliada da medicina da saúde. Salta aos olhos a falta de sentido e o desperdício que é tratar doenças sem, concomitantemente, cuidar da saúde.

A medicina da doença se baseia na cura e na prevenção; a medicina da saúde por sua vez na preservação e na promoção. Duas medicinas que se complementam, sendo a segunda superior à primeira. Prevenir e curar doenças são ações importantes, mas preservar e promover saúde são fundamentais.

Mas, afinal, qual é a diferença entre promover saúde e prevenir doenças? A diferença é toda. As pessoas se previnem geralmente por medo ou receio de que algo lhes aconteça, por isso fazem seguros ou planos que supostamente as protegeriam. No entanto, a própria tentativa de se proteger promove um estado interior de retração ou contração, devido ao medo. Esse medo age gerando reflexos em todas as esferas do ser, principalmente sobre o tônus vascular promovendo hipertensão, e sobre o tônus imunológico, promovendo imunossupressão. Assim, a aparentemente simples atitude de se prevenir implica em uma atitude reflexa de receptividade a experiências e estados mórbidos que naturalmente acompanham os seres amedrontados em relação aos desafios da vida.

Oposto disso, o promover saúde coloca o ser em estado de expansão e entrega confiante ao viver, anticorpos naturais para situações sombrias, que ainda que ocorram serão menos traumatizantes e mais construtivas. Promover saúde é expandir a consciência, a partir do que uma prevenção natural sobrevirá. Entretanto, agora não gerada pelo medo, mas pelo interesse e prontidão em viver de forma a sempre ampliar o horizonte de possibilidades. Apesar de não ter a suposta certeza de uma segurança comprada, ser o melhor que se pode e estar pronto para o que der e vier abrem a vida para a graça, assim como a flor recebe a chuva. Viver com medo dificulta o contato com a graça, que, apesar de independente, não chega aos desgraçados fechados pelo medo à sua visita.

Mas por que as colunas de saúde dos jornais só falam em doenças? Será que alguém ganha algo com isso? Por que os órgãos responsáveis enfocam nas doenças e falam tão pouco em saúde? Se campanhas de vacinação movimentam o mercado da indústria farmacêutica e as correspondentes verbas governamentais, tudo bem, mas é fundamental a contraparte que requer verba ínfima comparativamente e que diz respeito à vacinação da consciência das pessoas para questões importantes de saúde pública. Um artigo da *Folha de São Paulo*[76] mostra a relevância da questão ao comparar a diferença entre a legislação dos diferentes países (Estados Unidos, Alemanha, Portugal e Brasil) em relação ao marketing infantil, assim como o cuidado que cada país tem com a forma como suas crianças são educadas. Se os atuais "planos de doença" engordam suas receitas com o sofrimento de seus associados e a ex-

---

76 *Ricos aceitam melhor publicidade em escolas, diz pesquisa.*
Disponível em: <www1.folha.uol.com.br/saber/919568-ricos-aceitam-melhor-publicidade-em-escolas-diz-pesquisa.shtml>

ploração dos profissionais de saúde, devemos buscar planos que enfoquem a saúde e estimulem seus clientes numa verdadeira relação de sócio, em que o pagador receba orientações que expandam a consciência fazendo a vida ser sinônimo de saúde plena.

Na educação para a saúde, a formação (*educere*) da pessoa tem valor superior ao da informação (*educare*). O ser pleno e saudável tem boa formação de maneira geral, tendo o SER primazia sobre o TER. Somos seres humanos e não teres humanos, lembrando que o caminho para a doença começa quando a vida se afasta do SER na direção do TER, do mesmo modo que a saúde e a vitalidade aumentam na direção do SER.

Ser implica em consciência, lanterna do homem saudável e espelho para o homem doente, que ao se ver refletido no exemplo a ser imitado encontra referência e fonte de inspiração para sair da horizontal do adormecimento e entrar na vertical do despertar. Como Lampeduza ensina em *O Leopardo*, "É preciso mudar para que nada mude e tudo permaneça como está".

PALAVRAS FINAIS

Chegamos a um ponto a partir do qual não é mais possível deixar de perceber que desejar uma família, um bairro, um município, um Estado, uma nação ou uma humanidade melhor implica necessariamente em ser melhor pessoalmente. Grande engano acreditar que uma pessoa possa transformar o mundo e fazê-lo melhor para nós sem que cada um esteja disposto a passar por uma transformação em sua vida pessoal. Justamente esta transformação é o antídoto para a Transformação da realidade em que todos estão inseridos. Nesse sentido, Shakespeare lembra em seu *Espelho da Vida*:

> O mundo ao seu redor é um reflexo, um espelho que mostra quem você é. O que você acha de bom nos outros, está também em você. Os defeitos que você encontra nos outros são os seus defeitos também. Afinal, para reconhecer algo, você tem que conhecê-lo. As potencialidades que você vê nos outros, são possíveis também para você. A beleza que você vê ao seu redor é a sua beleza. O que você vê nos outros lhe mostra você mesmo. Veja o melhor nos outros, e você será uma pessoa melhor. Doe

aos outros e estará doando a si mesmo. Aprecie a beleza, e você será belo. Admire a criatividade, e você será criativo. Ame, e você será amado. Procure compreender, e será compreendido. Ouça, e sua voz será ouvida. Ensine, e você aprenderá. Mostre ao espelho sua melhor face, e você ficará feliz com o que ele vai lhe mostrar.

Uma tarefa que todos os envolvidos com a saúde, desde o aspecto físico até o aspecto social-político, podem empreender é uma campanha em que busquem despertar a consciência do povo quanto às escolhas de seus valores e como estas escolhas influenciam a sociedade. Os valores pessoais influenciam diretamente nas promessas dos que ditam os rumos sociais nos órgãos públicos. Muitas promessas são feitas por se conhecer a expectativa das pessoas. Por exemplo, se a expectativa é ser bem remunerado, alguém pode prometer aumentos salariais, ou se o importante é educação e saúde, a promessa pode tentar se aproveitar desta expectativa. Um passo importante é perceber o potencial de manipulação que existe relacionado aos interesses do povo. Fica a questão em aberto quanto ao tipo de promessa que poderia ser feita por alguém a governar uma nação cujo povo priorize capacidades mais relacionadas a virtudes e exemplo pessoal em detrimento daquelas ligadas à defesa de interesses de grupos restritos. Acho que é sobre isso que Shakespeare falava.

> A vida humana é demasiado curta para que nos dediquemos ao estudo de problemas sem sentido; a memória é limitada, e quanto mais entulho científico tivermos na nossa cabeça, tanto menor será o espaço para grandes ideias.
> (Lev D. Landau (1908-1968) - Prêmio Nobel de Física em 1962)

> Ninguém sabe como as coisas são como são.
> (Richard Feynman (1918-1988) - Prêmio Nobel de Física em 1965)

> Bem-vindos ao planeta Terra, um local belo e raro, de céu azul, oceanos de água líquida, florestas calmas e prados agradáveis, um mundo fervilhante de vida.
> (Carl Sagan, 1934-1996)